みなさんに最初に質問があります

脊柱管狭窄症は
完治させなければいけない
病気でしょうか？

○か　×か

正解は×

脊柱管狭窄症は、
完治を目指す必要はありません。

もちろん、誤解のなきように申し上げると、ここでいう「完治」とは、狭くなった脊柱管を外科手術ですべて治療することを指します。「100メートルも歩けない」「夜、痛みで眠れない」「排尿障害がある」など重度の症状が出ていたら、回復の見込みは薄いため、手術の検討が必要になります。

ですが、脊柱管狭窄症の治療においては、必ずしもこのような「完治」を目指す必要はありません。完治を目指すよりも、症状のコントロールをすることが、とても大切になってきます。なぜなら、**完治をせずとも、痛みやしびれさえおさまれば、これまで通りの生活をおくっていただくことに何ら問題はない**からです。

しっかりと症状のコントロールができていれば、体に負担がかかる手術も不要。ただし、病状によっては進行するケースもあり、放置することで症状が悪くなる可能性もあります。ですから、適切な治療やケアを続けることがとても大事です。

この本に興味をもたれたということは、

①すでに痛みやしびれに苦しんでいる。

②どうしても手術はしたくない。

③脊柱管狭窄症でつらい思いをしている家族や友人を助けたい！

このようなモチベーションがあってのことだと想像します。

この本は、そんなつらい状況に置かれたみなさんを、一刻も早く救うために、執筆しました。

ポイントは、次の３つです。

ポイント1 **痛み・しびれを瞬間的にとる方法を紹介**

ポイント2 **痛み・しびれを出にくくさせるコツを解説**

ポイント3 **手術しなくても大丈夫なところまで回復する道筋を提案**

とくに、ポイント1の痛み・しびれを瞬間的にとる方法は、「細かい解説は後回しにして、いますぐ教えて！」と思う方が多いことは、想像に難くありません。

では、その声にお応えし、ご自宅でも外出先でもできる方法を、まずはご紹介します。

痛み・しびれから瞬時に解放される！

痛み・しびれバイバイ前屈体操

1回3セット

1

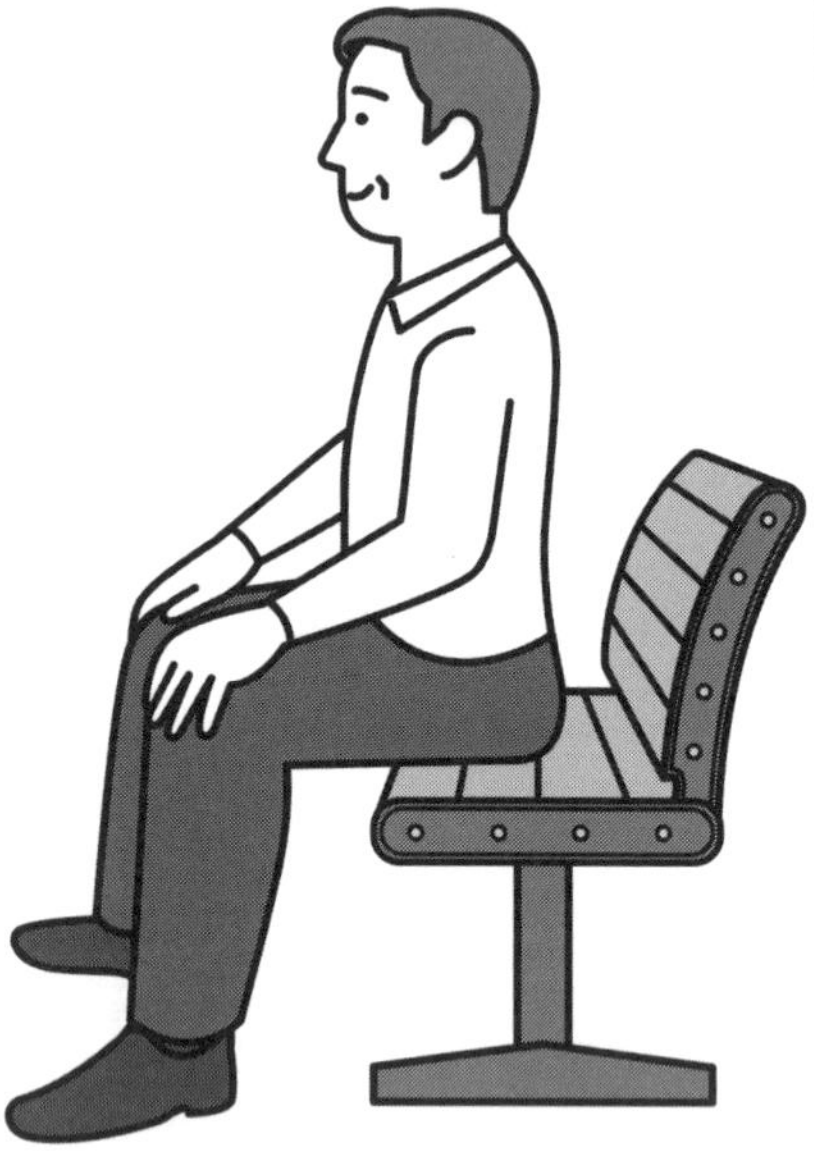

いま、書店や外出先でお読みいただいているのであれば、近くのベンチで。ご自宅や職場であれば、椅子やソファなどに、足を肩幅に広げて座る。

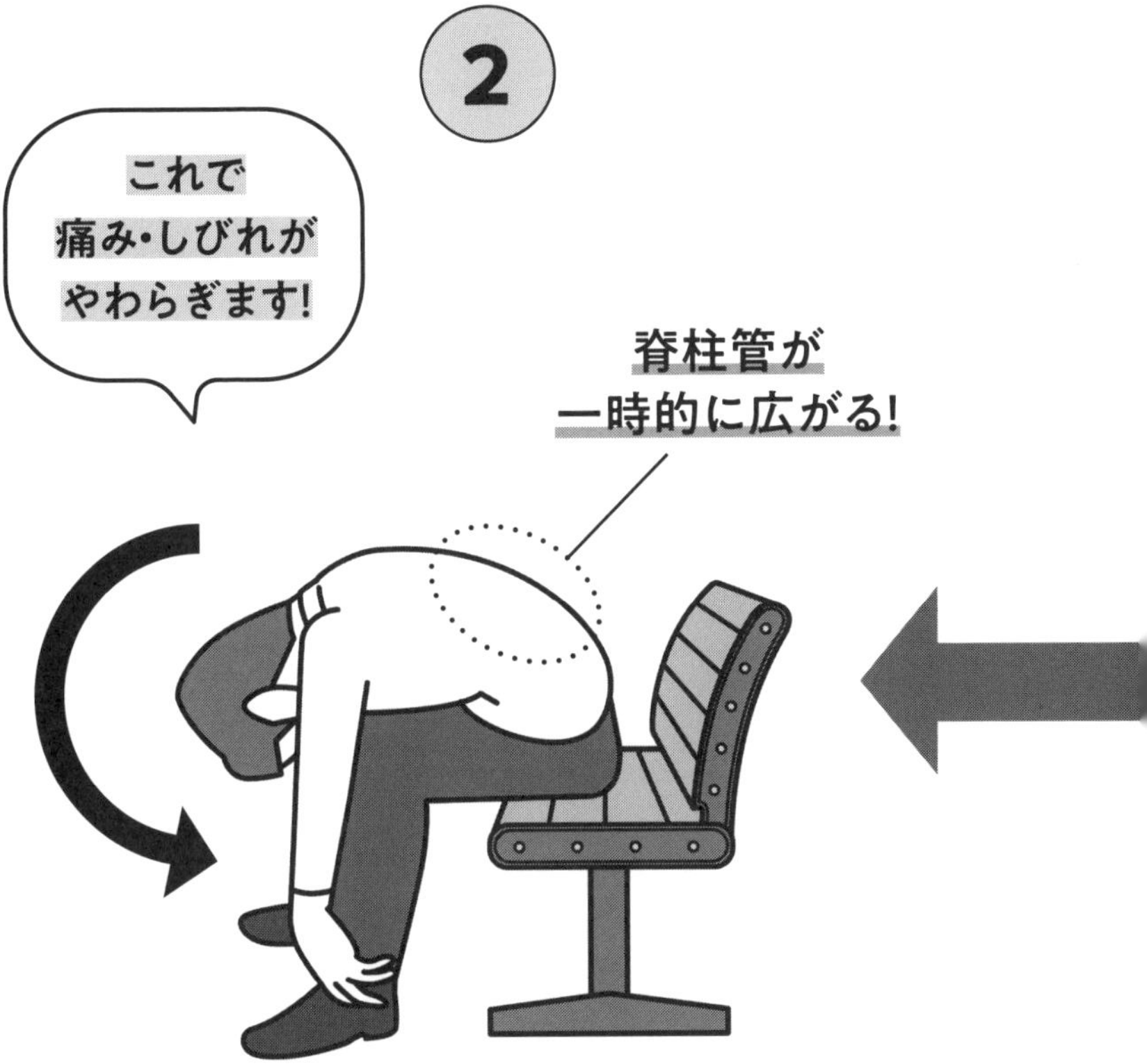
2
これで
痛み・しびれが
やわらぎます!
脊柱管が
一時的に広がる!

あごを引き、おへそに目線を向けて、のぞき込むように、ゆっくりと背中を丸め、両手で両足首をつかむ。
背中が伸びているのを意識して、そのまま20秒キープ。

なぜこれまで感じていた、痛み・しびれが急にやわらいだのか。

それは、**これまでの一般的な整形外科的アプローチだけではなく、脊椎脊髄外科の視点から考え出した方法**だからです。

ポイントは「神経」です。

通常、脊柱管狭窄症と聞くと、整形外科の領域だと思いがちです。

もちろん、まったくの見当違い、というわけではありません。ですが、この病の原因を紐解いていけばいくほど、「神経」というキーワードに行き当たるのです。

申し遅れました。芳村憲泰《よしむらかずひろ》と申します。

私は長年、脊椎脊髄外科の専門医として多くの患者さんの治療にあたってきました。

これまで1000例を超える手術をおこない、痛みやしびれに悩む方たちの不安を取り除いてきました。

じつは、私はもともと、専門分野に脳神経外科を選び、脳神経外科専門医としてキャリアを重ねていました。

ですがその過程で、**脊柱管狭窄症は下半身にさまざまな症状をもたらす神経の病気**だということを学びました。

現在は、**脳神経外科専門医であると同時に、脊椎脊髄外科の専門医**として働いています。

それでは、脊柱管狭窄症の原因について、もう少し詳しくご説明しましょう。

脊柱管狭窄症は、脊柱管という背骨の中にある神経の通り道が、老化による骨の変形によって狭くなり、神経が圧迫されることで引き起こされます。

試していただいた体操は、その狭くなった神経の通り道を一時的に広げることができるものです。

脊柱管が狭くなる大きな要因は、加齢に伴う体の変化です。

脊柱管狭窄症は、50歳を過ぎたあたりから少しずつ増え始め、高齢になるほど有病率が高まります。

最新の研究では、**50歳以上の10人に1人が脊柱管狭窄症**といわれています。

脊柱管狭窄症の怖いところは、身体機能の低下だけではありません。精神的にも落ち込んでしまう恐れがあります。足の痛み・しびれがあると、どうしても家に引きこもりがちになります。人と会うのもおっくうになり、好きだったスポーツやカラオケ、愛犬の散歩にさえも行けなくなります。

すると、じわじわとあなたの人生に影が差しはじめ、さらにひどくなると、うつ状態になり、**認知症の引き金**にもなりえます。

だからこそ、痛み・しびれを瞬間的にとる方法だけで終わりにするのではなく、

○ポイント❷ 痛み・しびれを出にくくさせるコツ

○ポイント❸ 手術しなくても大丈夫なところまで回復する道筋

残り2つのポイントも、自分のものにしておかなければいけないのです。

では、痛みやしびれをコントロールできるようになったら、どうなるでしょうか。
実際に私のもとには、

本書で紹介する体操やストレッチを続けたことで、「痛みやしびれの影響でやめてしまったことを再開できた」という、喜びの声がたくさん届いています。

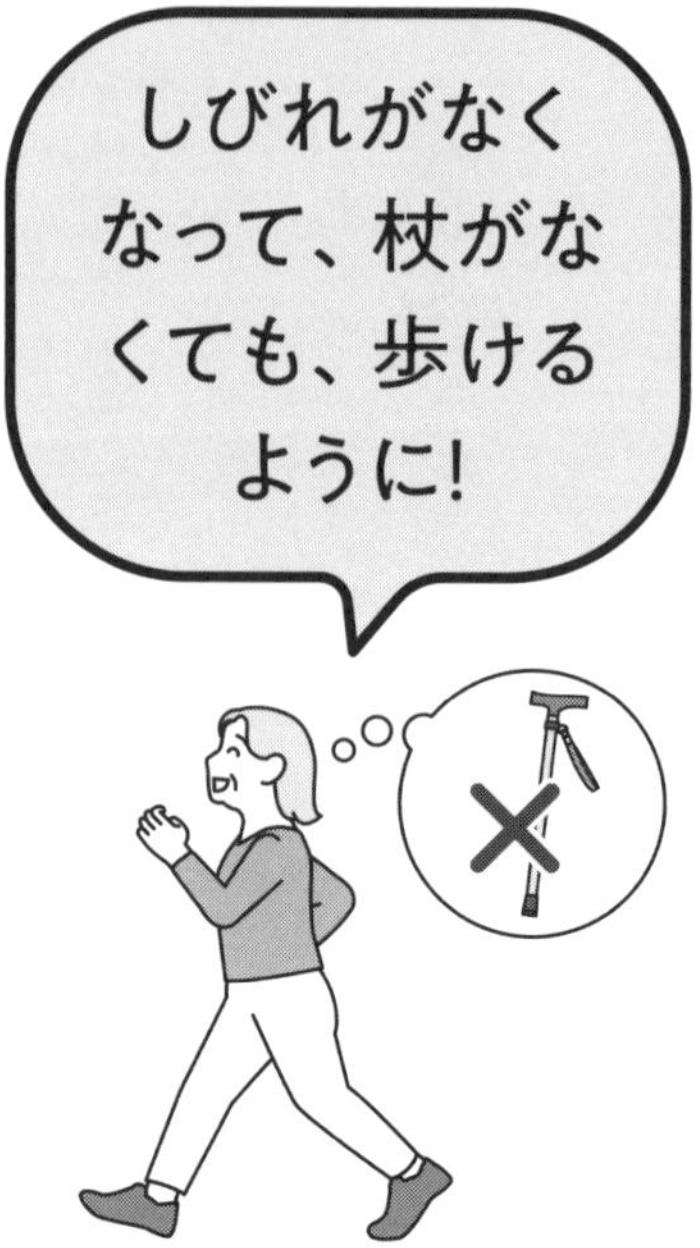
しびれがなくなって、杖がなくても、歩けるように!

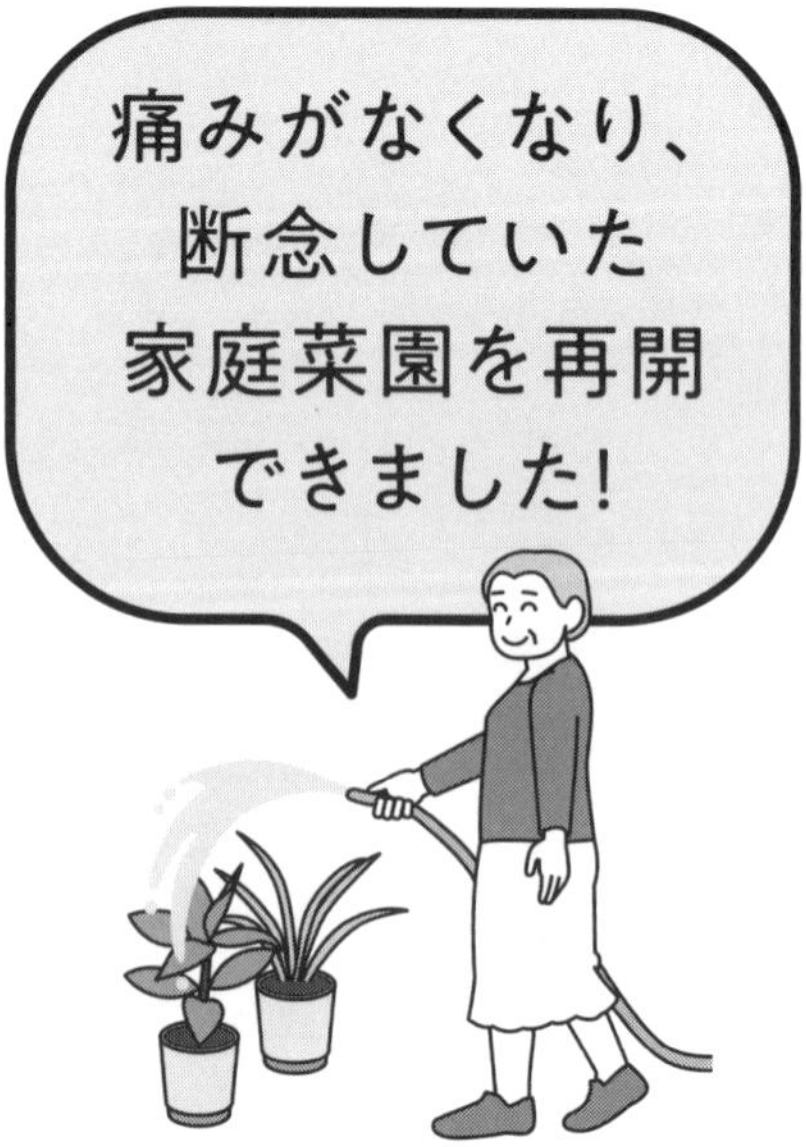
痛みがなくなり、断念していた家庭菜園を再開できました!

発症してからは夢にも
思わなかった、旅行や
登山までできるように
なるなんて!

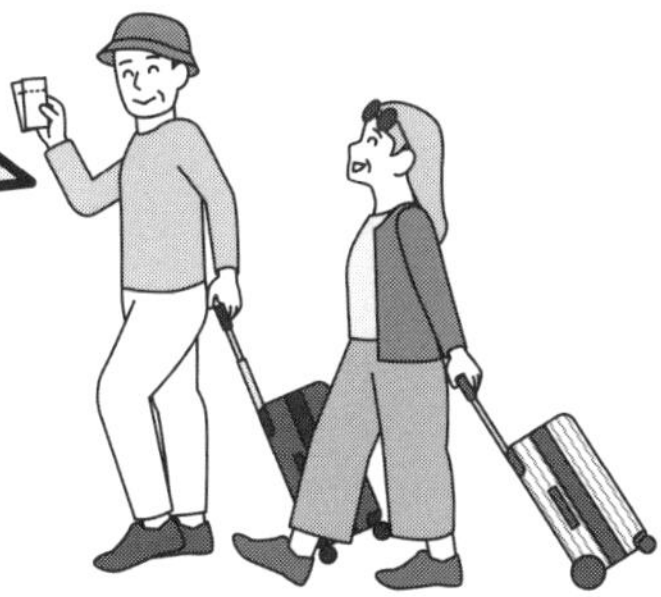

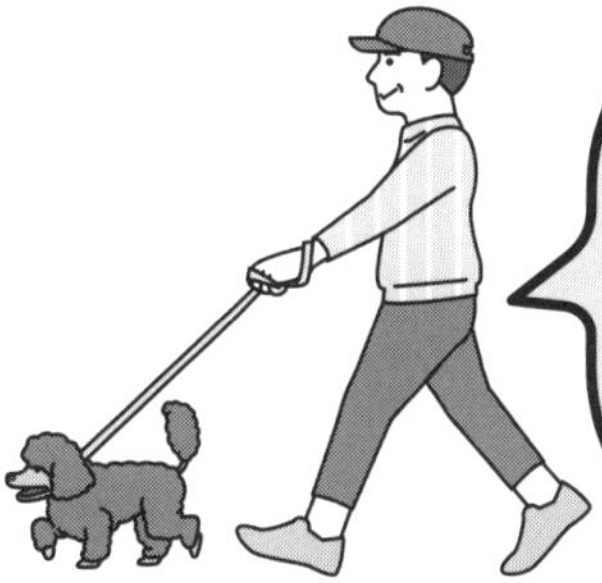

手術をせずに、愛犬
とまた一緒に散歩に
出かけられる日が
来るなんて!

痛くて息子の手を
借りていた掃除が、
自分ひとりでできた!

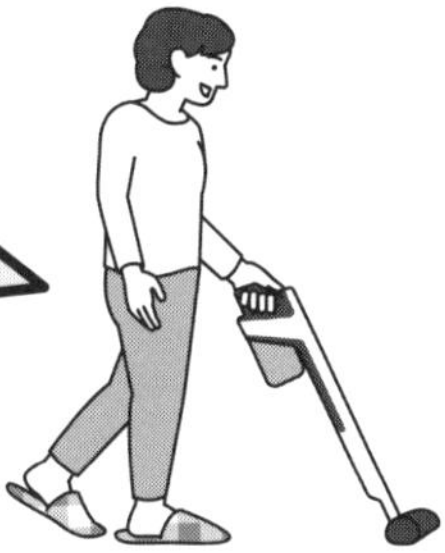

早い方では、**この本で紹介する方法を1か月続けることで、喜びの声を上げた方々の仲間入りを果たせる**はずです。

さあ、お待たせをいたしました。

これから、脊柱管狭窄症の痛み・しびれを瞬間的に取り除きつつ、症状を出にくくする体づくりを進め、手術を必要としないところまで回復するお手伝いをしていきます。

では、さっそくはじめましょう。

『脊柱管狭窄症の痛み・しびれリセット法』目次

第2章

そもそも脊柱管狭窄症とは何か？

第3章 筋力を落とさないための運動習慣

第4章 脊柱管狭窄症を遠ざける生活習慣

第5章

脊柱管狭窄症の治療と病院選び

第6章 最新の研究からわかってきたこと

※本書に掲載されている情報は、2025年3月1日現在のものです。

第 1 章

いますぐ痛み・しびれをリセットする「7つのワザ」

「痛み・しびれリセット法」でつらい毎日と決別する！

脊柱管狭窄症の治療には、おもに次の5つがあります。

・運動療法……ストレッチ、筋力トレーニング、有酸素運動など
・物理療法……電気刺激、温熱、牽引、マッサージなど
・内服療法……飲み薬の服用
・ブロック療法……局所麻酔剤の注射
・外科療法……手術

みなさんにまず試していただきたいのは、運動療法です。

私たち専門医の間でも、運動療法の優れた効果が注目されています。脊柱管狭窄症による痛み・しびれを緩和し、ＱＯＬを回復させるのに役立つ可能性があり、最新の研究でも効果が示される例があります。

しかも、**自分ひとりで、お金をかけずに、道具を使わず、いますぐ実践できるのは「痛み・しびれリセット法」だけ**です。

もちろん、病院へ行くことも大事ですが、セルフケアも同じくらい大事です。「自分の病気は自分で治す」という気持ちをもって、運動療法を日々の習慣に取り入れていただきたいと思います。

脊柱管狭窄症の患者さんにおすすめしたい運動はいくつかありますが、中でも積極的に取り組んでいただきたいのが、私自身の経験と多方面の現場での知見をもとに開発した「痛み・しびれリセット法」です。この運動は、患者さんにとって最適な形を追求し、多くの専門家の実践から得られた工夫を取り入れています。

「痛み・しびれリセット法」は、「ストレッチ」と「トレーニング」の2つに大きく分けられます。固まっている筋肉を伸ばすストレッチが4つ、弱くなっている筋肉を鍛えるトレーニングが3つ、計7つの種目で構成されています。

脊椎脊髄外科専門医が考えた「痛み・しびれリセット法」

・4つのストレッチ

①「後ろもも伸ばし」……腸腰筋を伸ばす

②「前もも伸ばし」……大腿直筋を伸ばす

③「痛み・しびれバイバイ前屈体操」……脊柱起立筋を伸ばす

④「わき腹すっきりストレッチ」……広背筋を伸ばす

・3つのトレーニング

①「腰にやさしい腹筋運動」……腹直筋を鍛える

②「椅子で安心スクワット」……大臀筋を鍛える

③「お尻持ち上げエクササイズ」……ハムストリングスを鍛える

◯「痛み・しびれリセット法」はなぜ効くのか？

これらのストレッチとトレーニングが、なぜ脊柱管狭窄症に効くのでしょうか？　簡単にご説明しましょう。

脊柱管狭窄症は、脊柱管という背骨の中にある通り道が狭くなり、神経が圧迫されることによって、さまざまな症状を引き起こす「神経の病気」であるとお伝えしました。

この病気のもっとも大きな特徴のひとつが、背中を丸める（前かがみになる）**と痛み・しびれがおさまる**ことです。なぜなら、狭くなった神経の通り道が、一時的に広くなるからです。

反対に、背中を反らす（後屈する）と痛み・しびれが強くなります。狭くなった神経の通り道が、ますます狭くなるからです。

「痛み・しびれリセット法」では、神経の通り道を広げ、圧迫をやわらげる動作をくり返し行ないます。その結果、痛み・しびれの軽快につながるのです。

じつは、脊柱管狭窄症の患者さんの多くは、全身の筋肉のバランスが悪くなっています。

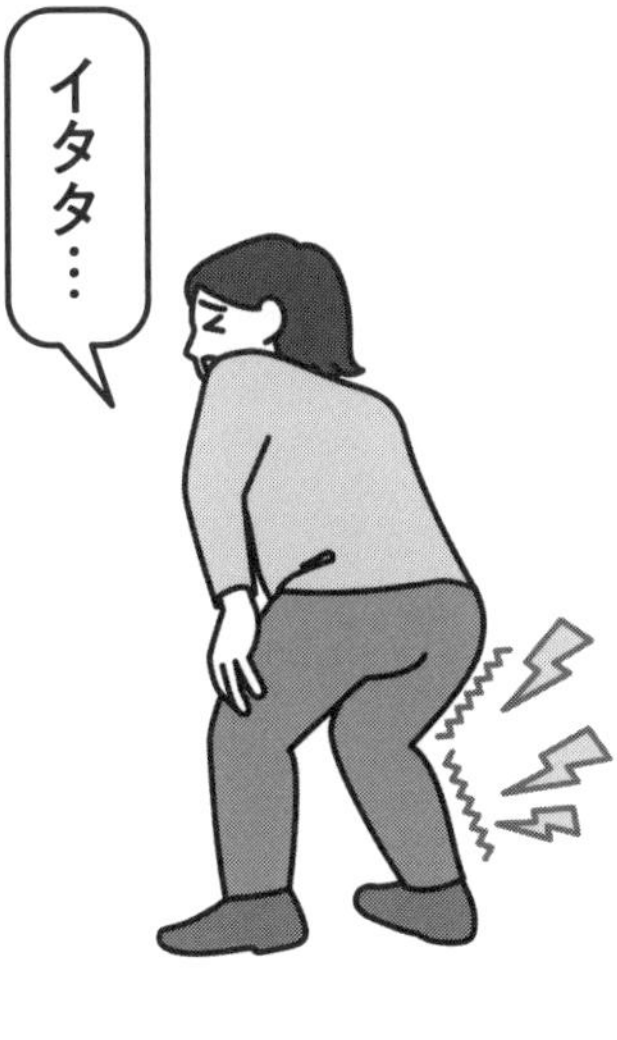

まず、腰を後ろに反らす筋肉が緊張し、固まっています。

具体的には、腸腰筋《ちょうようきん》（お腹の奥の筋肉）、大腿直筋《だいたいちょっきん》（太ももの前側の筋肉）、脊柱起立筋や広背筋（背中から腰にかけての筋肉）などが硬くなりやすい傾向にあります。

一方、腰を前に曲げる筋肉がゆるみ、腹直筋（お腹の筋肉）、大臀筋《だいでんきん》（お尻の筋肉）、ハムストリングス（太ももの裏側の筋肉）などが弱くなっています。

このように筋肉のバランスが崩れると、「反り腰」になります。

人の背骨（脊柱）を横から見ると、自然なS字カーブを描いています。腰椎は、ゆるやかに前へカーブしているのが正しい状態です。

ところが、反り腰の人は腰椎が変形しており、ゆるやかであるべきカーブがきつくなっています。腰がつねに反っている状態になっている、ということです。

脊柱管狭窄症は、背中を反らすと痛み・しびれが強くなるのが特徴であるとお伝えしました。

つまり、**反り腰になると、つねに神経が圧迫されている状態になってしまう**のです。これでは、痛み・しびれが起きるのも当然でしょう。

そんな人に、「痛み・しびれリセット法」はうってつけです。

固まっている筋肉を伸ばすストレッチをし、弱くなっている筋肉を鍛えるトレーニングをする。そうすることで筋肉のバランスが整い、腰椎が正しい位置に戻り、症状がやわらぐのです。

それでは、お待たせしました。次のページから、いよいよ具体的なやり方をご紹介いたします。

「後ろもも伸ばし」

腸腰筋を伸ばす

ベッドに寝て行なう場合

①ベッドにあお向けになり、片足のひざを立てる。手はお腹の上に置く。
②もう片方の足をベッドから垂らす。股関節の前面が伸びているのを意識して、そのまま20秒キープ。
③ゆっくりと①の姿勢に戻し、反対の足も同じように行なう。

● ①～③を3回くり返す
● 1日2～3セットを目安に行なう

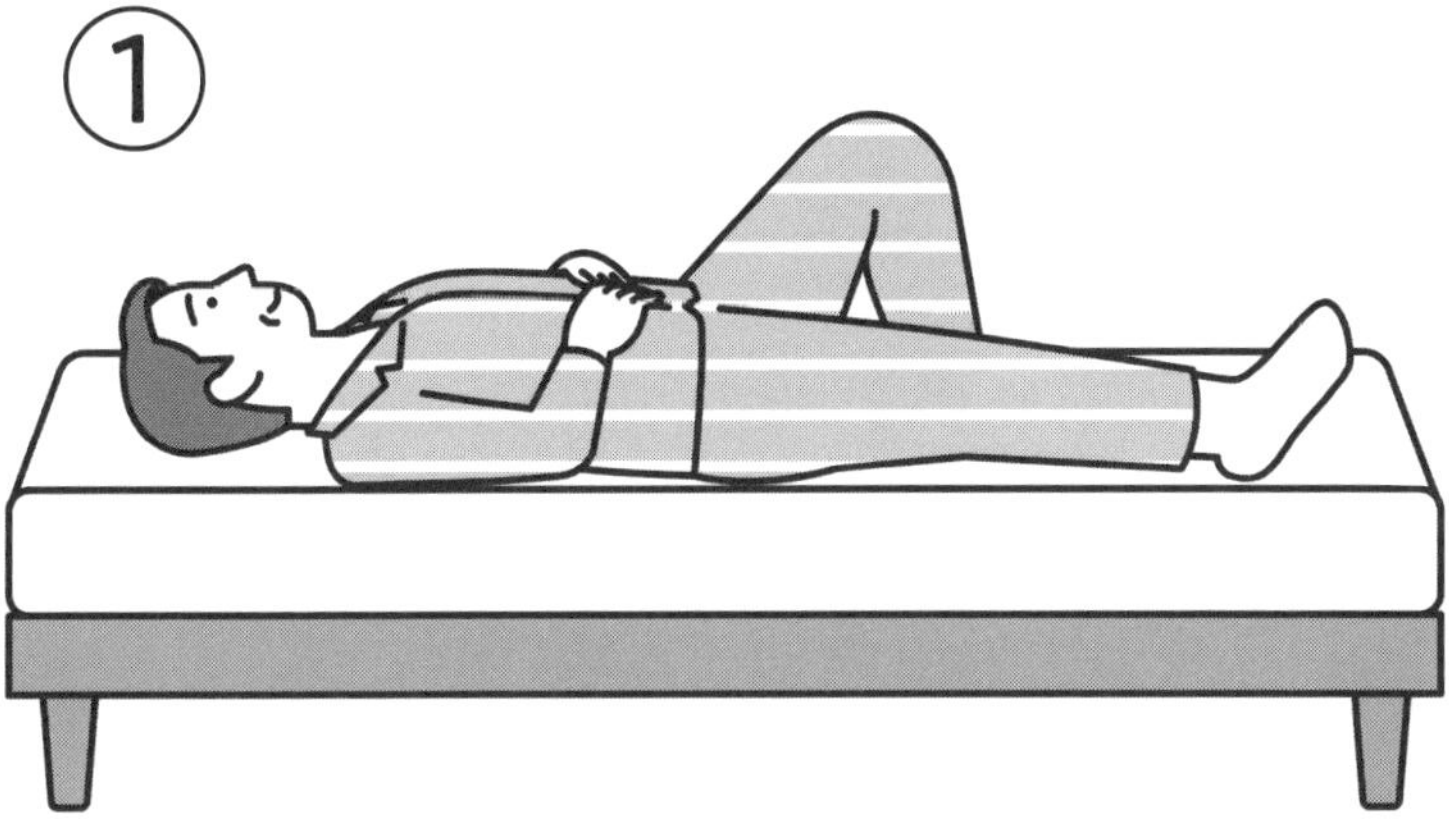
①

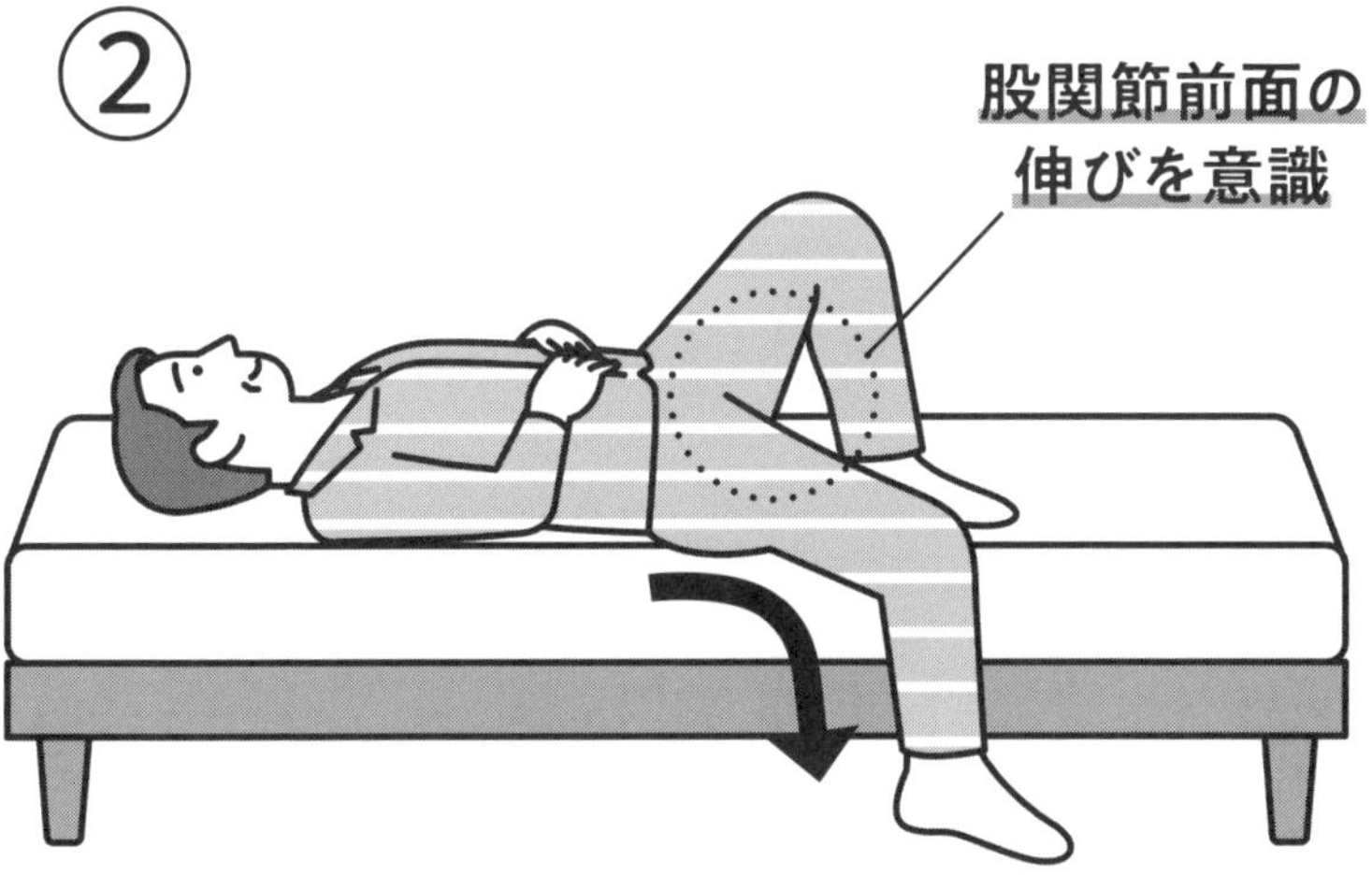
②
股関節前面の
伸びを意識

椅子に座って行なう場合

①椅子に横向きに腰かけ、背もたれに片手をおく。外側の足を後ろに引く。

②腰が反らないよう注意しながら、ひざを引くようにして股関節の前面を伸ばす。そのまま20秒キープ。

③ゆっくりと①の姿勢に戻し、反対の足も同じように行なう。

- ①～③を3回くり返す
- 1日2～3セットを目安に行なう

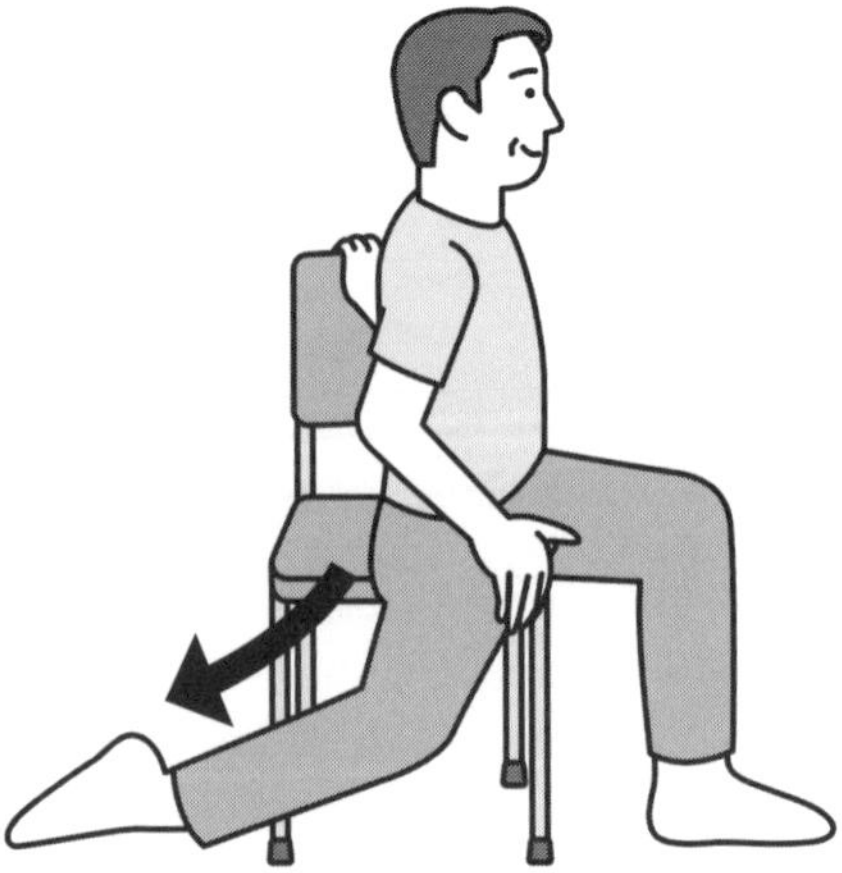

腸腰筋とは？

上半身と下半身をつなぐインナーマッスル（深層筋）です。

歩く、走る、階段を上るなど、日常の動作にかかわる重要な筋肉です。

とくに、足を前に出す動作にかかわります。硬くなると、姿勢が崩れ、腰痛を引き起こす原因になります。

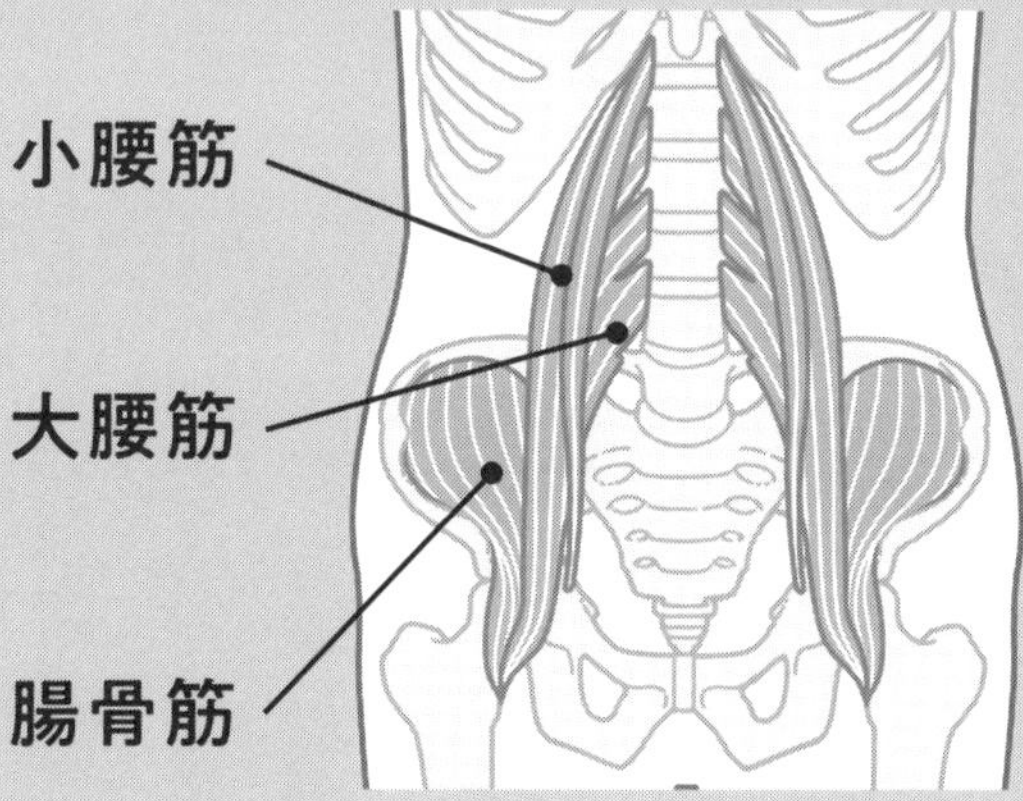

「前もも伸ばし」

大腿直筋を伸ばす

①ひざを曲げ、横向きに寝る。
②上になった足の足首をつかみ、お尻の方向にゆっくり引っ張る。太ももの前面が伸びているのを意識して、そのまま20秒キープ。
③ゆっくりと①の姿勢に戻し、反対の足も同じように行なう。

- ①～③を3回くり返す
- 1日2～3セットを目安に行なう

大腿直筋とは？

太ももの前側にある筋肉で、大腿四頭筋のひとつです。歩く、走るなど、日常の動作にかかわる重要な筋肉です。とくに、椅子から立ち上がるときや、足を前に出すときに使われます。硬くなると、歩行や立ち上がりが難しくなることがあります。

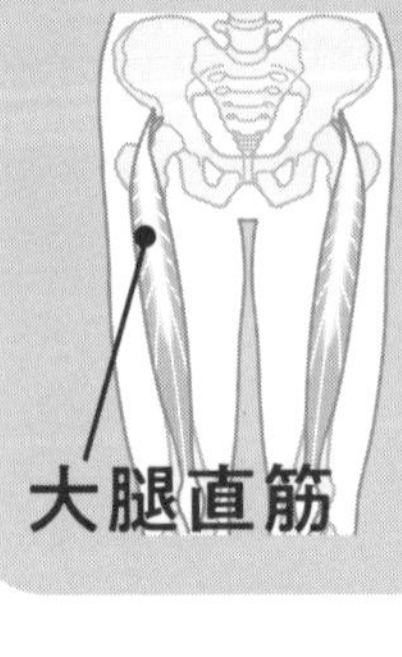

①

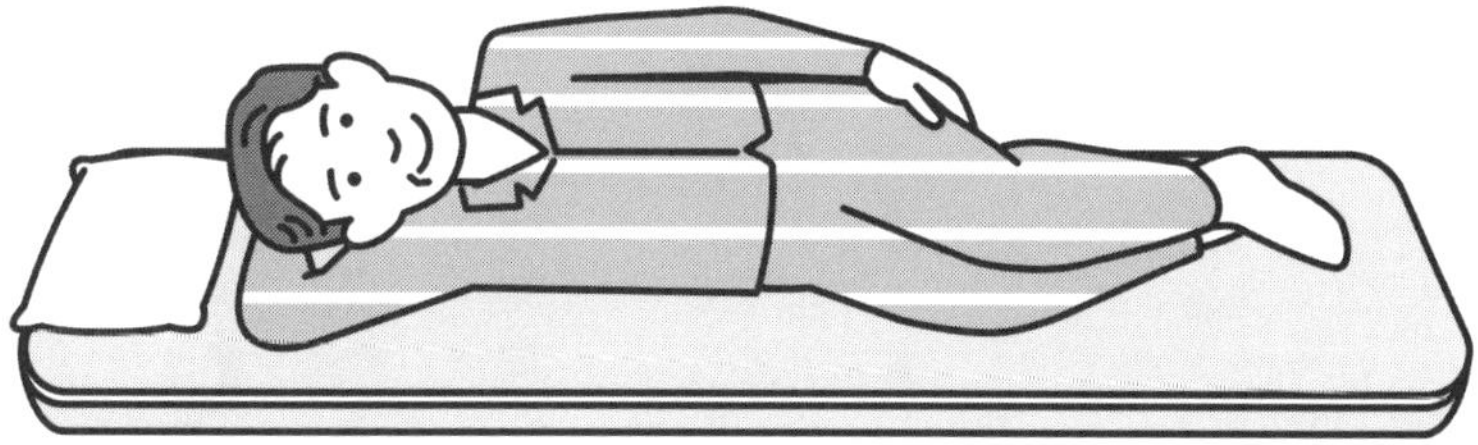

②

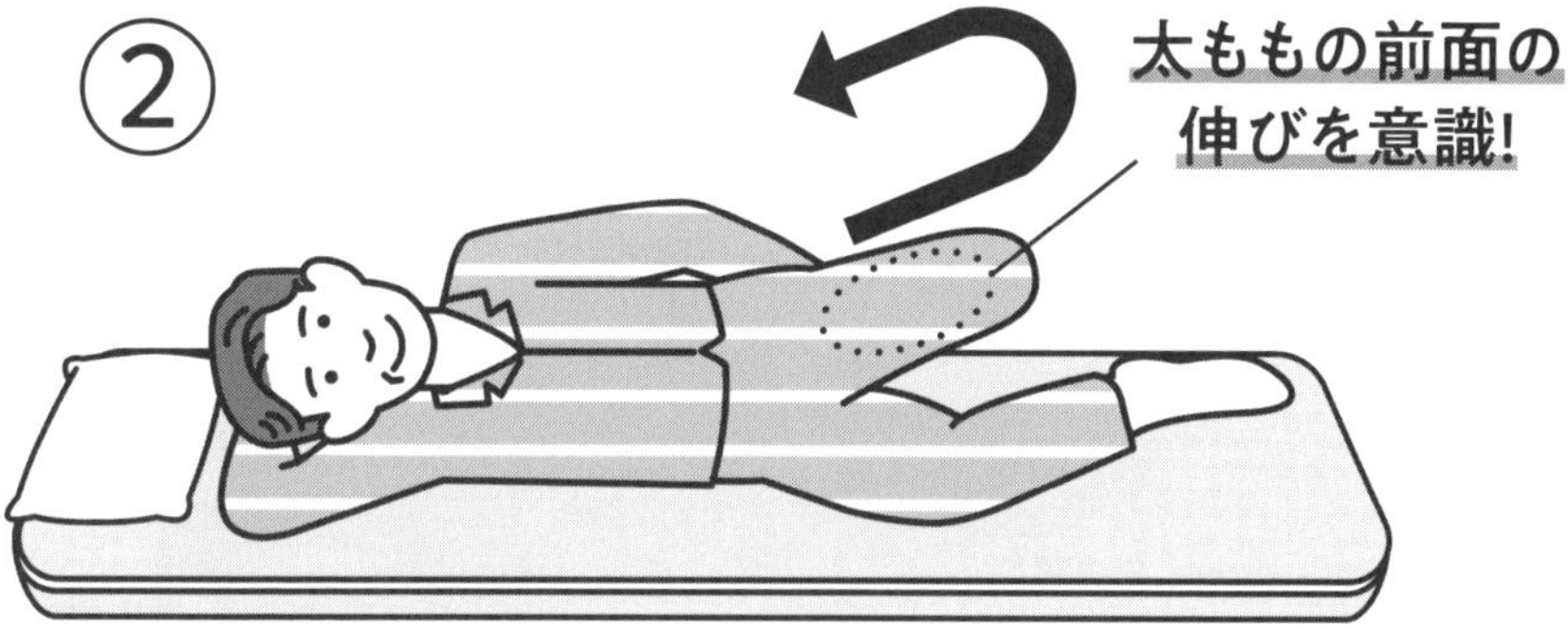

後ろから見た場合

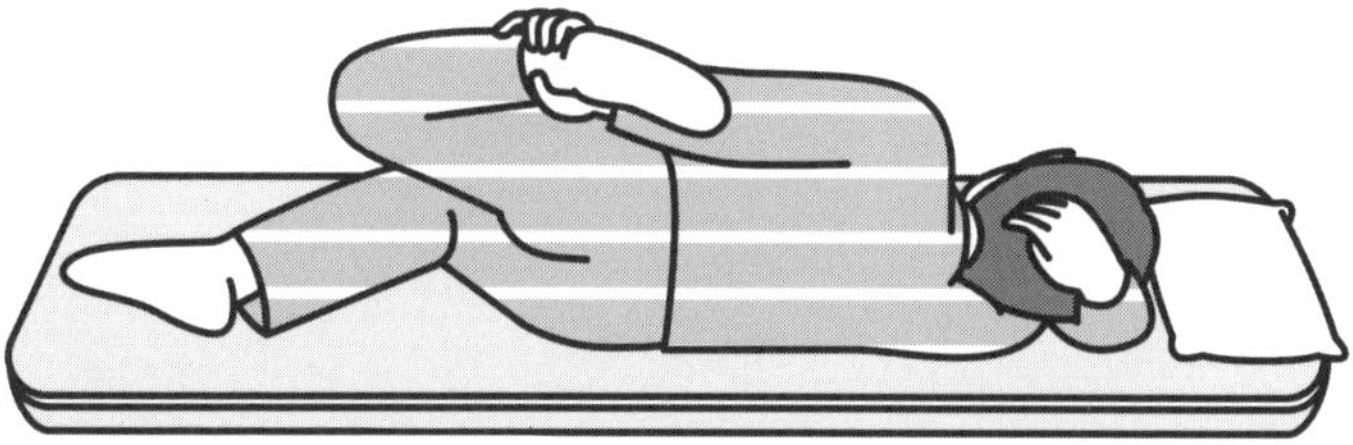

※足首をつかめない人は、タオルを足首にひっかけて引っ張る。

「痛み・しびれバイバイ前屈体操」

脊柱起立筋を伸ばす

寝て行なう場合

①両足のひざを曲げ、横向きに寝る。
②ひざを両手で抱え込み、おへそをのぞき込むようにゆっくり背中を丸める。背中が伸びているのを意識して、そのまま20秒キープ。
③ゆっくりと①の姿勢に戻す。

- ①～③を3回くり返す
- 1日2～3セットを目安に行なう

①

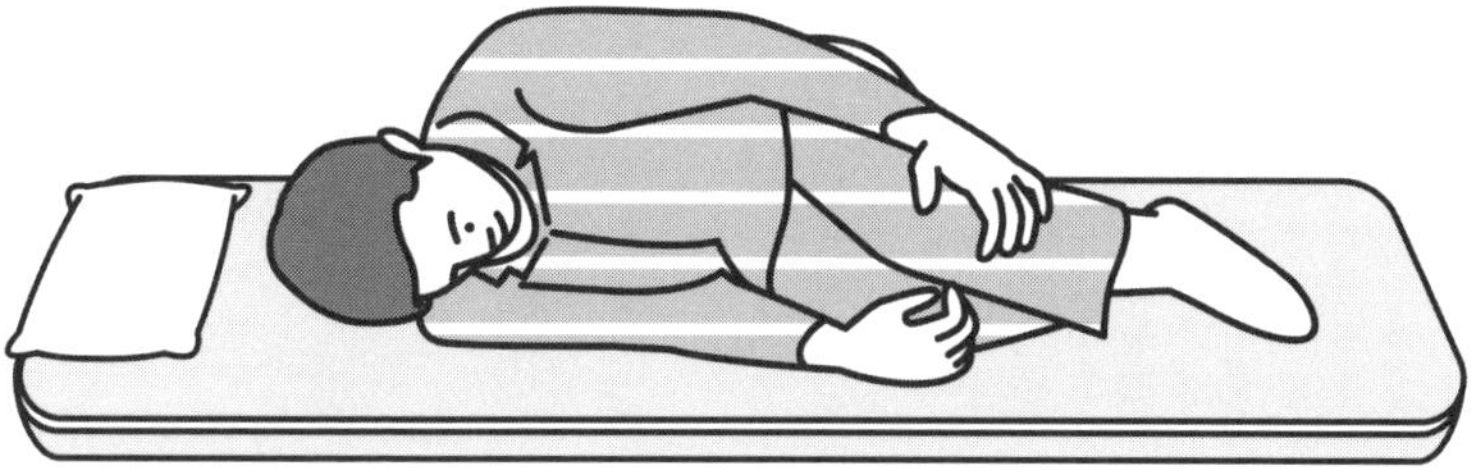

②

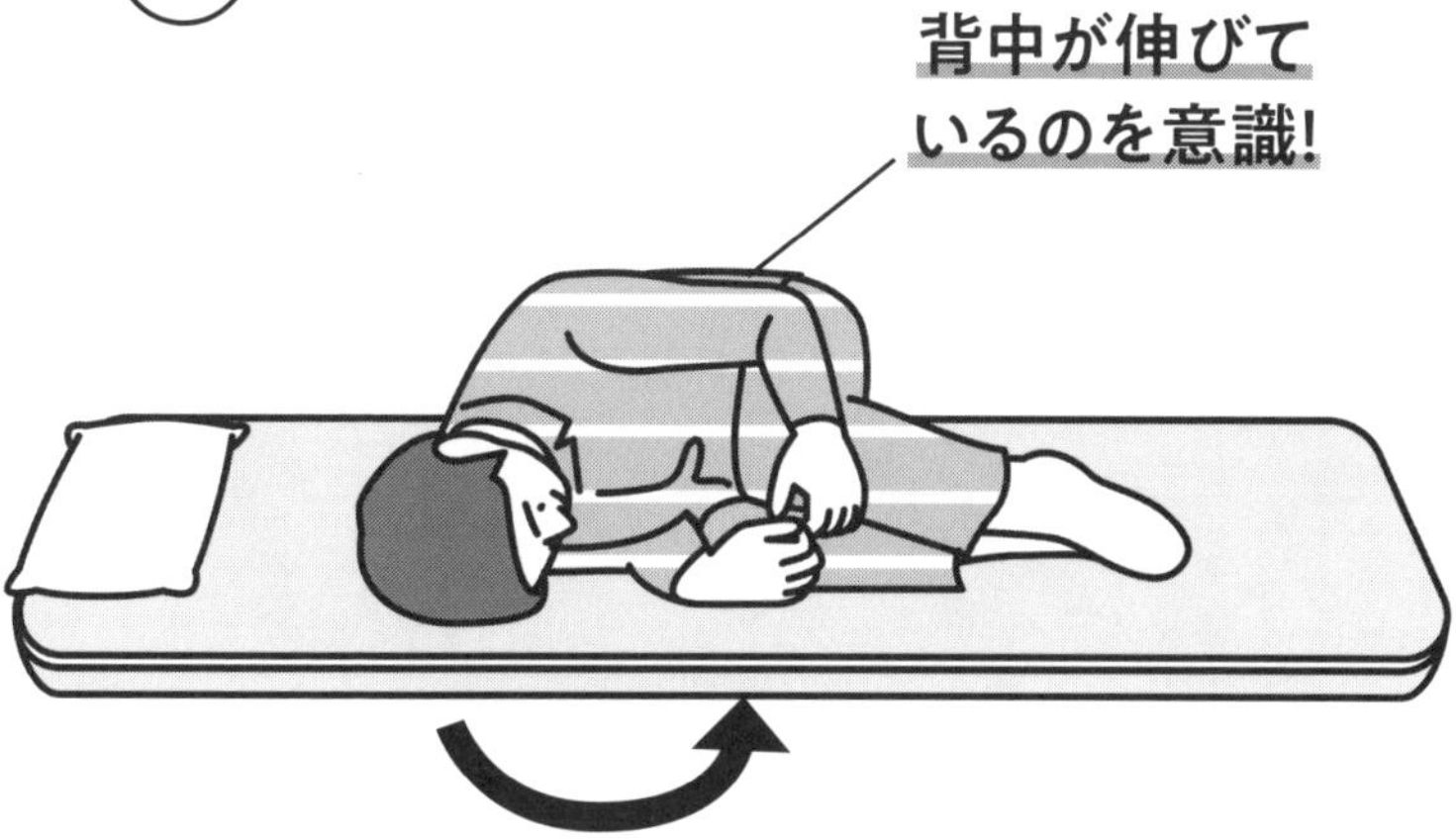

椅子に座って行なう場合

①椅子やソファに、足を少し広げて座る。
②両手で足首をつかむ。おへそをのぞき込むようにゆっくり背中を丸める。背中が伸びているのを意識して、そのまま20秒キープ。
③ゆっくりと①の姿勢に戻す。

● ①～③を3回くり返す
● 1日2～3セットを目安に行なう

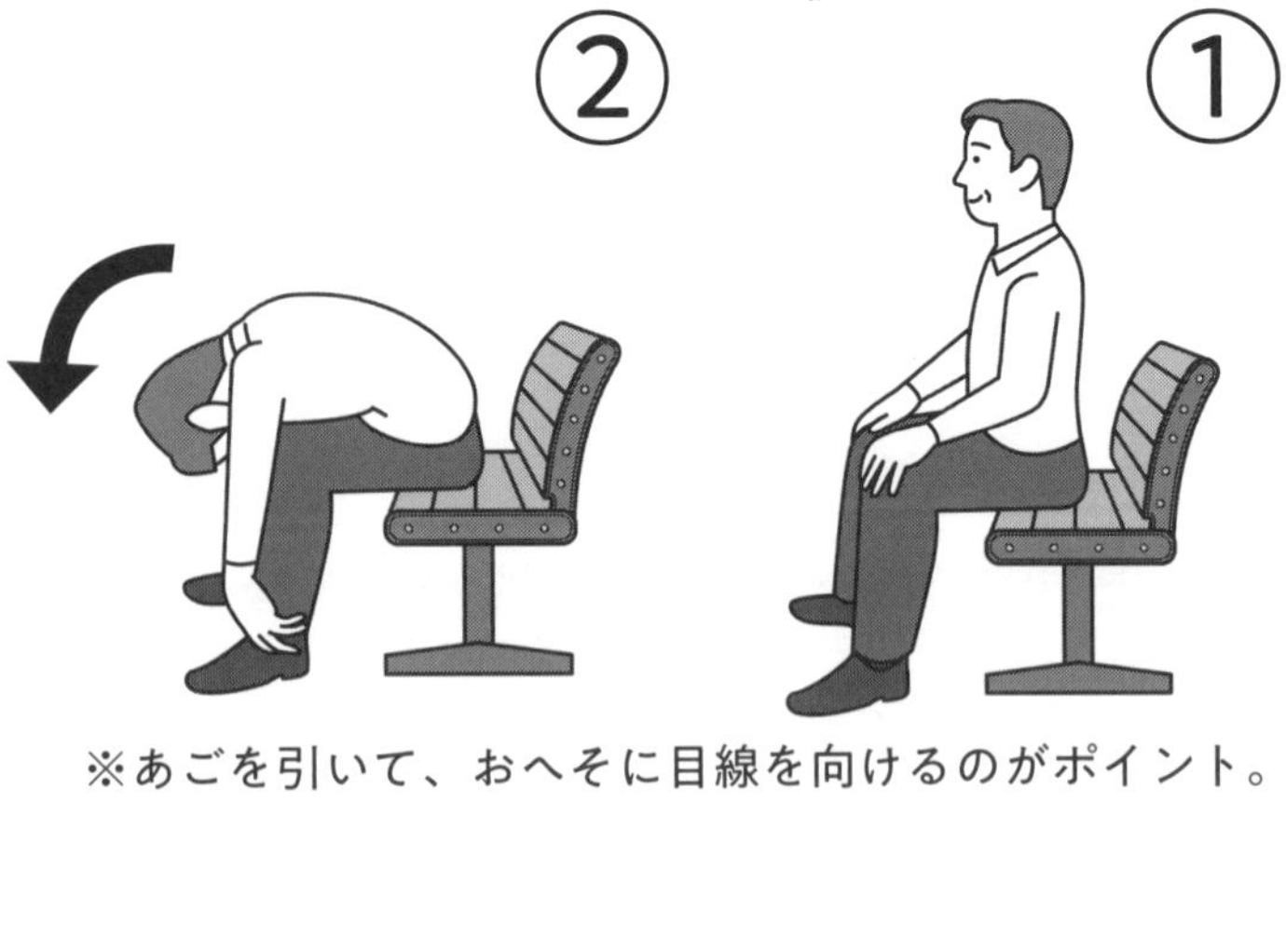

※あごを引いて、おへそに目線を向けるのがポイント。

脊柱起立筋とは？

首から骨盤にかけて背骨に沿って走る長い筋肉で、一般的に背筋と呼ばれています。

体を後ろに反らしたり、横に傾けたりする動きを担っています。姿勢を維持したり、物を持ち上げたりする動作をサポートするなど、日常生活に欠かせない筋肉です。

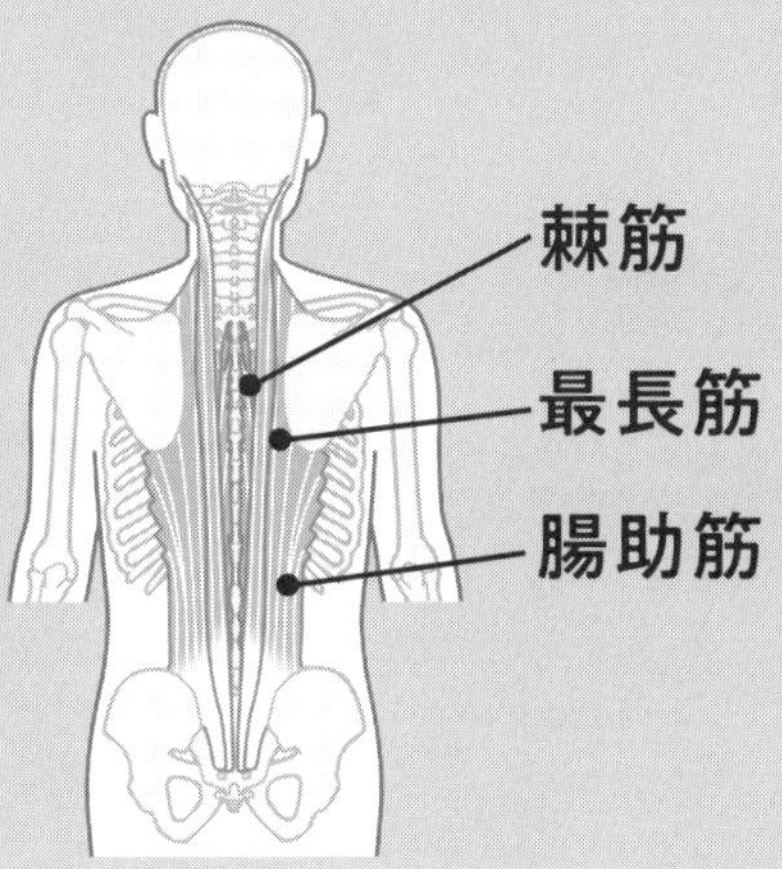

「わき腹すっきりストレッチ」

広背筋を伸ばす

①椅子に座り、片方の腕をまっすぐ伸ばす。
②伸ばした腕を、反対方向にゆっくり傾ける。遠くへ伸ばすようなイメージで。背中の横が伸びているのを意識して、そのまま20秒キープ。
③ゆっくりと①の姿勢に戻し、反対の腕も同じように行なう。

●①～③を3回くり返す
●1日2～3セットを目安に行なう

広背筋とは？

広背筋は、背中にある三角形状の筋肉で、人体でもっとも面積が広い筋肉です。腕を水平や後方に動かすのに使われます。硬くなると、猫背や巻き肩、姿勢の崩れなどにつながり、腰痛を引き起こす原因になります。

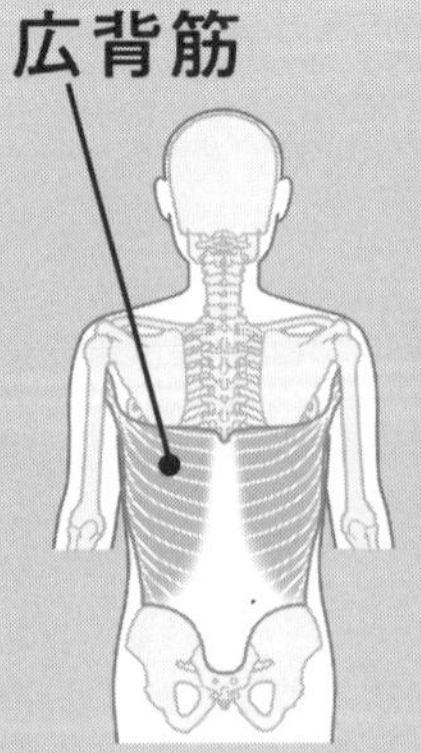

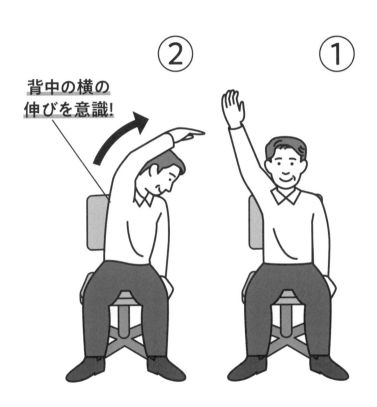

※上級者編：もっと伸ばしたい人は、立った状態でタオルの端を左右の手で持ち、上体を真横に倒す。

「腰にやさしい腹筋運動」

腹直筋を鍛える

①あお向けになり、両ひざを立てる。両手はお腹に置く。

②肩甲骨が浮くくらいまで頭を持ち上げる。目線はおへそを見る。腹筋に力が入っているのを意識して、そのまま10秒キープ。

③ゆっくりと①の姿勢に戻す。

- ①~③を3回くり返す
- 1日2~3セットを目安に行なう

腹直筋とは？

お腹の中央を縦に走る筋肉で、いわゆる「シックスパック」をつくります。一般的に腹筋と呼ばれています。背中を前方に丸める動作や、正しい姿勢を維持するのに使われる筋肉です。弱くなると反り腰になり、腰痛を引き起こす原因になります。

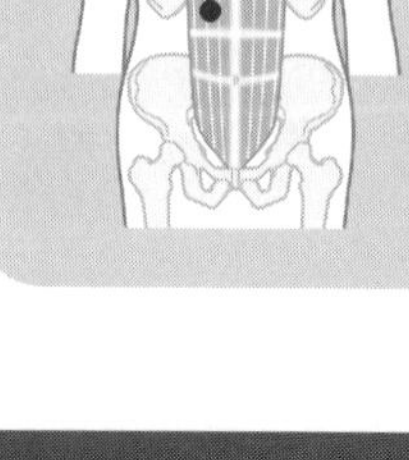

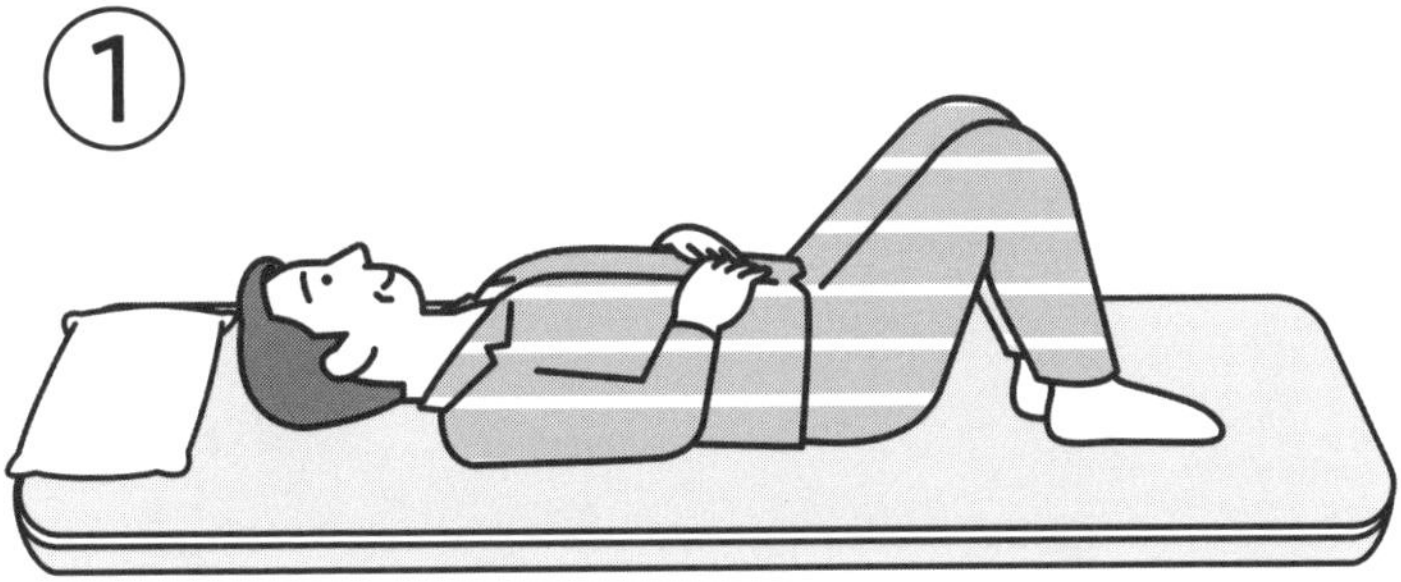

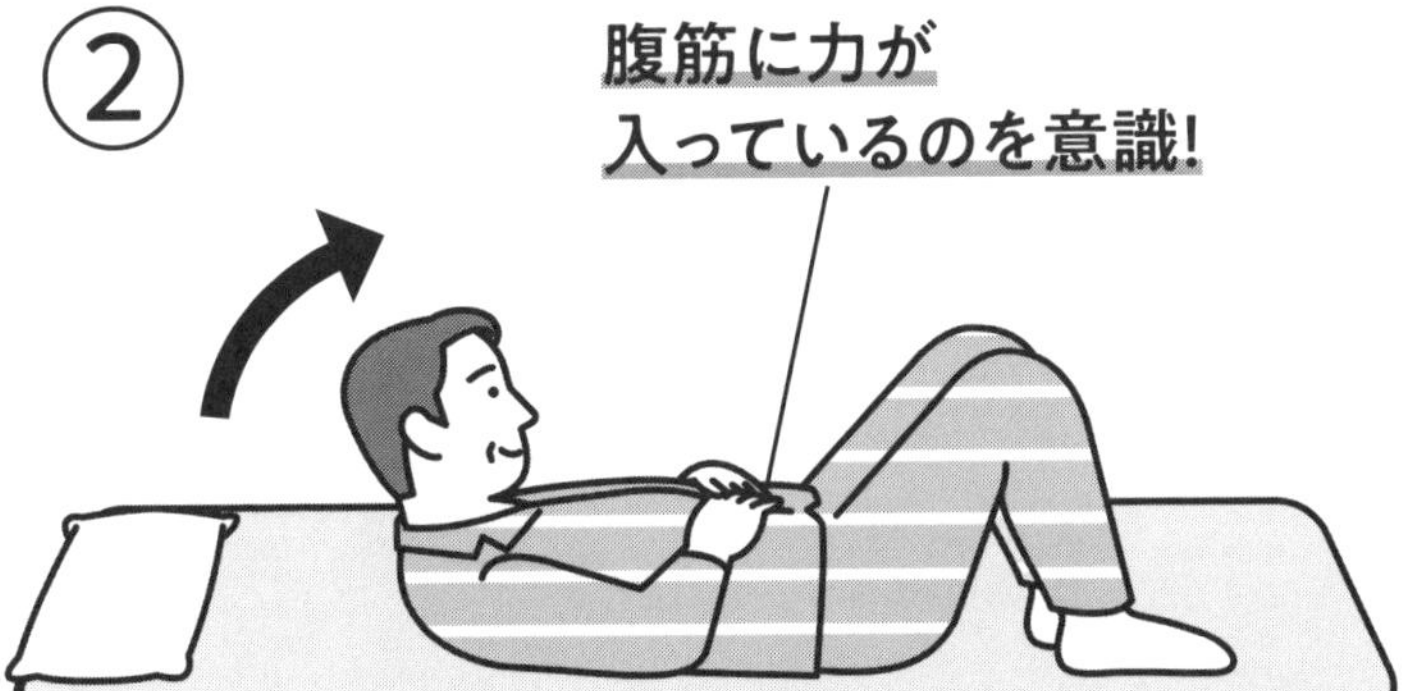

※悪い例：上半身を起き上がらせる腹筋運動は、腰を痛める可能性があるので避ける。

「椅子で安心スクワット」

大臀筋を鍛える

①両手で椅子の背もたれをつかむ。両足を肩幅に開き、つま先はやや外向きにする。
②上半身をまっすぐにしたまま、お尻を突き出すようにして、ゆっくりひざを曲げる。椅子に座るようなイメージで。
③太ももと床が平行になったら、お尻に力が入っているのを意識して、そのまま2秒キープ。
④ゆっくりと①の姿勢に戻す。

大臀筋とは？

大臀筋は、お尻の表面にある大きな筋肉です。歩く、走る、立ち上がるなどの際に使われ、とくに階段を上がるときやジャンプする際に力を発揮します。弱くなると背中が丸くなり、姿勢の崩れにつながります。

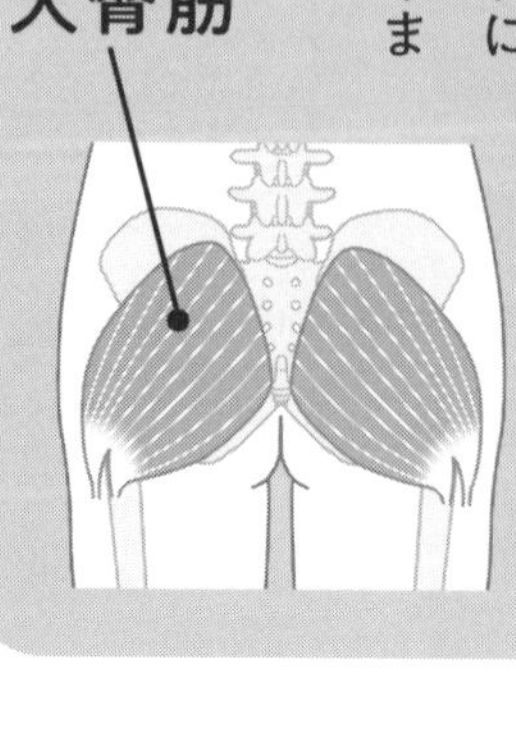

①

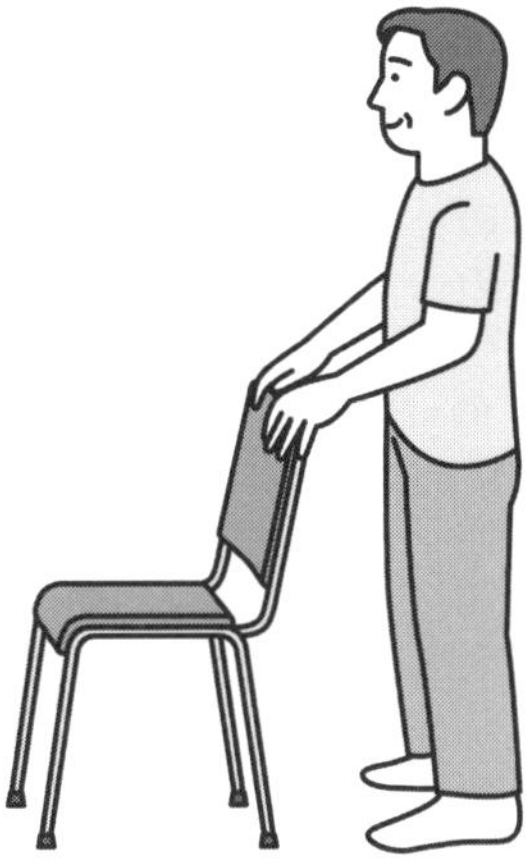

●①～④を3回くり返す
●1日2～3セットを目安に行なう

②

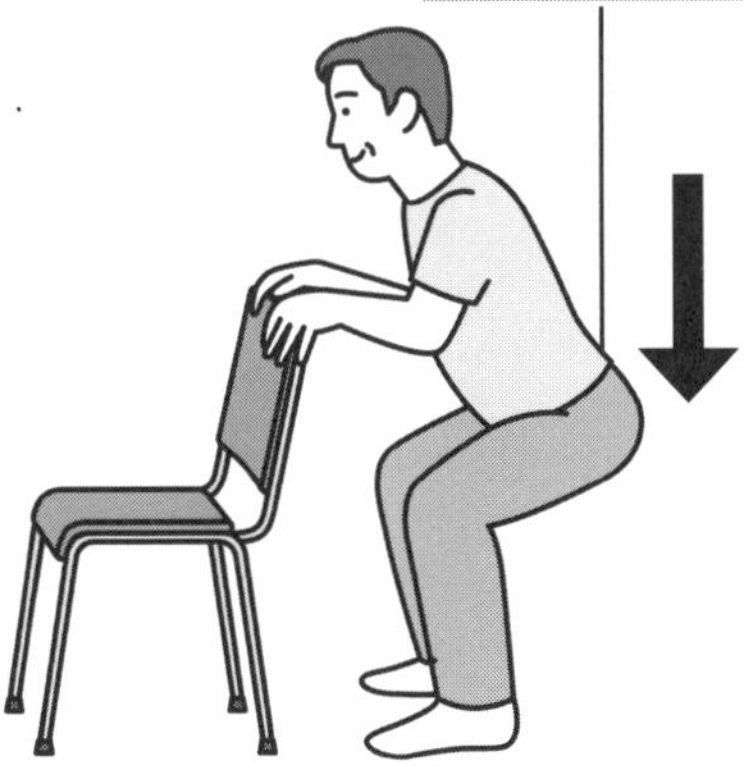

※上級者編：痛みやしびれがない人、体力に自信のある人は、壁に手をついてバランスを取ってもいい。

「お尻持ち上げエクササイズ」

ハムストリングスを鍛える

①あお向けになり、両ひざを立てる。両手はお腹に置く。

②ひざから肩まで一直線になるようなイメージで、お尻をゆっくり持ち上げる。太ももの裏面に力が入っているのを意識しながら、そのまま10秒キープ。

③ゆっくりと①の姿勢に戻す。

- ①〜③を10回くり返す
- 1日2〜3セットを目安に行なう

ハムストリングスとは？

ハムストリングスは、太ももの裏側にある大腿二頭筋・半腱様筋・半膜様筋の3つの筋肉の総称です。股関節を伸展（後ろに引く動き）とひざ関節を屈曲（曲げる動き）させる働きがあります。弱くなると、腰痛やひざ痛の原因になることも。

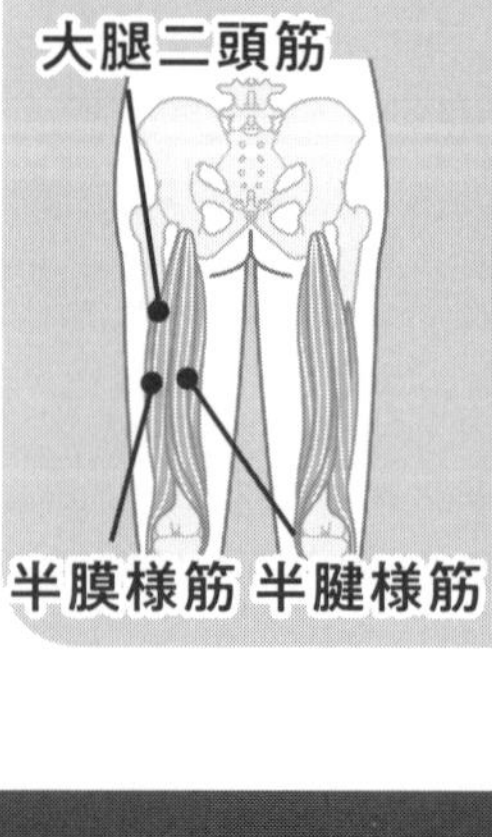

①

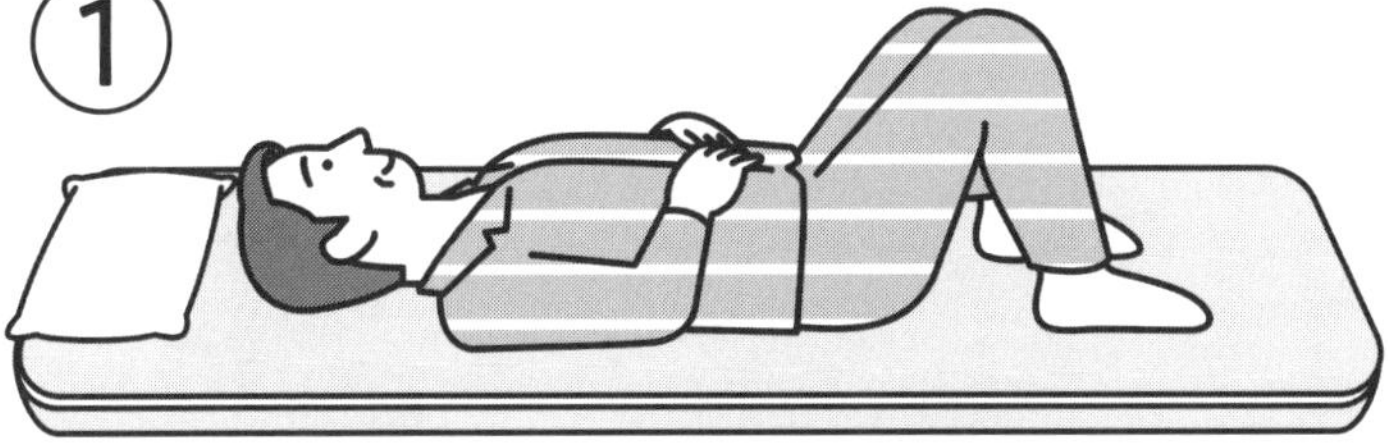

②

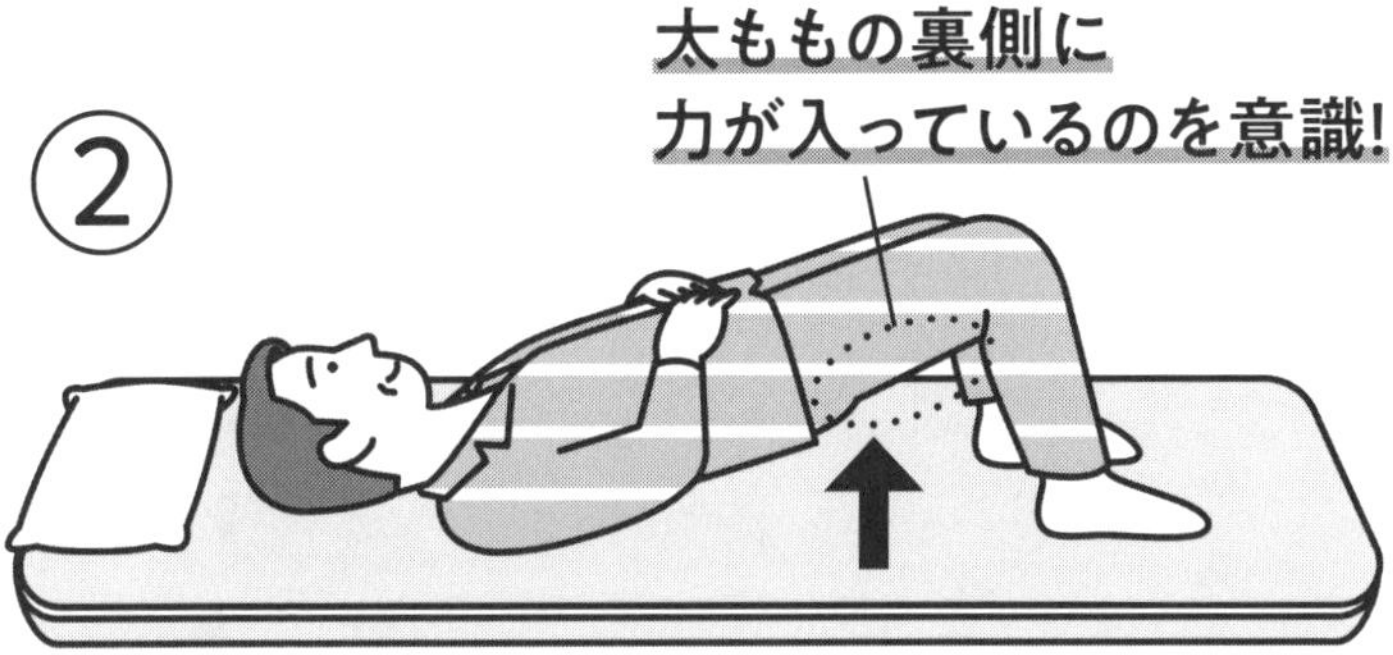

上級者編

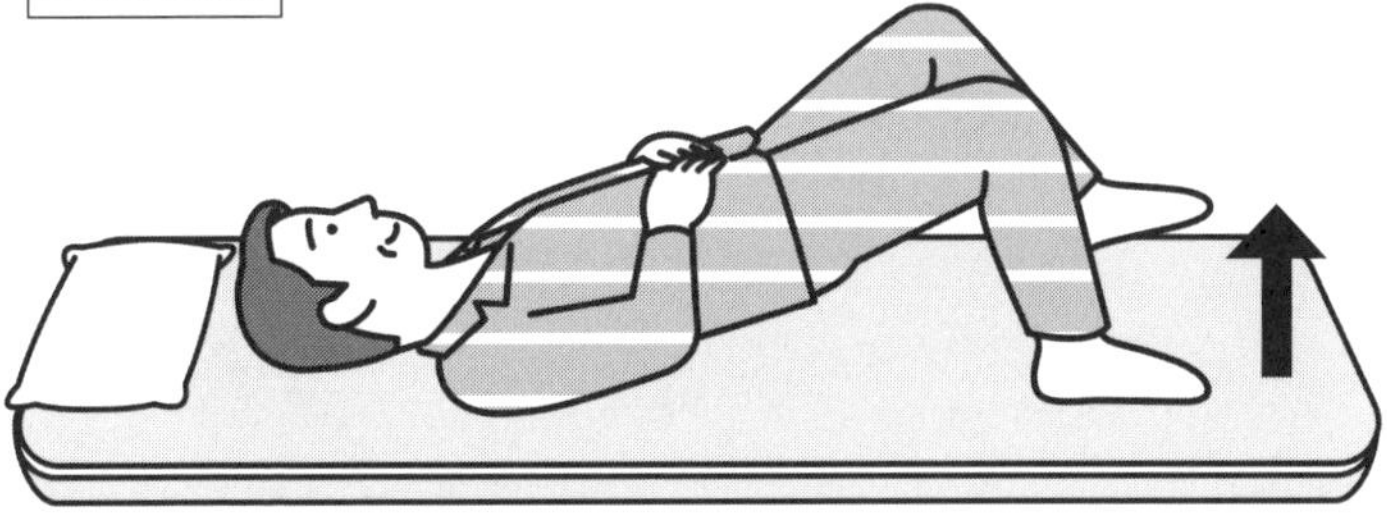

痛みやしびれがない人、体力に自信のある人は、お腹を上げた状態で片足ずつ足を上げる。

「痛み・しびれリセット法」を行なう際の注意点

ここまで4つのストレッチ、3つのトレーニングをご紹介してきました。とくに順番はありません。自分の体と相談し、「これならできる」と思うものから始めてください。すべてのメニューを、いきなりがんばらなくて大丈夫です。できるメニューを続けながら、だんだんと増やしていくぐらいの気持ちで始めてみてください。

最後に、「痛み・しびれリセット法」を行なううえでの注意点をお伝えします。

●注意点① 正しいフォームを意識する

間違ったフォームで行なうと、効果が薄れるだけでなく、ケガをするリスクも高まります。イラストを参考に、正しいフォームを意識するようにしましょう。

大きな鏡を持っている方は、鏡の前で行なうのもおすすめです。正しいフォームで行なえているか、簡単にチェックすることができます。

また、私のYouTubeチャンネルでも、ストレッチとトレーニングのやり方を解説しています。動作の流れを確認したい場合は、パソコンやスマートフォンなどから下記QRコードを読み込み、チェックしてみてください。

●注意点②　呼吸を止めない

ストレッチやトレーニングに集中していると、呼吸するのをつい忘れがちになります。

ストレッチの場合、呼吸を止めると体が緊張するので、十分に筋肉を伸ばすことができなくなります。

トレーニングの場合は、呼吸を止めると、ケガや血圧上昇につながる恐れがあります。

ストレッチにおいても、トレーニングにおいても、自然な呼吸を意識することが重要です。

基本的には、**「力を入れるときに息を吐き、力を抜くときに息を吸う」**と覚えておくとよいでしょう。

●注意点③　痛みを感じたらすぐにやめる

ストレッチやトレーニングの最中に痛みを感じたら、すぐに中止してください。痛みを我慢して続けていると、症状が悪化する可能性があります。

ストレッチは、「気持ちいい」と感じる範囲で行なうようにしてください。**「痛いけれど気持ちいい」は、やりすぎのサイン**です。

トレーニングは、くれぐれも無理をしないこと。とくに脊柱管狭窄症の患者さんは、筋力が弱っている場合が多いので、軽い負荷からスタートするようにしてください。

また、ストレッチやトレーニングを終えたあとに痛みが残る場合や、痛みがますます激しくなる場合は、専門医に見てもらうようにしてください。

○目標は「無理のないレベル」。「継続」こそが力なり

「痛み・しびれリセット法」は、毎日、継続することが何よりも大切です。しかしそうは言っても、継続することは難しいもの。三日坊主で終わってしまうという方も少なくないでしょう。

私はそんな患者さんに、「5分くらいの軽いストレッチを、1日1回行なうことから始めてみてください」とお伝えしています。

いきなりすべてをやろうとすると、途中で挫折してしまいます。**目標を無理のないレベルに設定することが、継続するコツ**です。

また、モチベーションを高めるには、記録をつけることも効果的です。

今日は、どのストレッチを何回、何セットやったか。どのトレーニングを何回、何セットやったか。痛み・しびれの強さは、10段階でいうとどれくらいか。

ノートなどに書き留めておくと、自分が日々、成長していることや、症状が少しずつやわらいでいることが、ひと目でわかります。

ストレッチやトレーニングを1週間続けることができたら、自分へのごほうびを用意するのもよい方法です。たとえば、大好きな和菓子やケーキを楽しんだりすることで、モチベーションを保ちやすくなります。

くり返しになりますが、「自分の病気は自分で治す」という気持ち、「自分の健康は自分で守る」という意識を持つことが重要です。

第 2 章

そもそも脊柱管狭窄症とは何か？

脊柱管狭窄症の「2つの特徴」

じつは、脊柱管狭窄症にしかほとんど見られない、特徴的な症状が2つあります。

この2つの特徴に当てはまるかどうかで、脊柱管狭窄症なのか、それとも別の病気なのか、かなりの精度で予測することができます。私も初めての患者さんには、この2つの症状が出ているか、必ず尋ねています。

○ 特徴① 足の痛み・しびれがあるか?

1つ目は、**「太ももからふくらはぎにかけて、痛みやしびれがある」**。**脊柱管狭窄症に見られる、最大の特徴**といってよいでしょう。

とはいえ、寝込んでしまうほどの激しい痛み・しびれではありません。

「電気がビリビリと走るような痛み・しびれ」
「ズキズキ、ジンジンとした鈍い痛み・しびれ」
「重だるいような違和感のある痛み・しびれ」

患者さんによって表現はさまざまですが、ぎっくり腰のような痛みとは、かなり異なります。

ひどくなると、足の甲にまで痛み・しびれが出る人もいます。ただし、脊柱管狭窄症が原因で、腕や手がしびれることはありません。

○特徴②「間欠性跛行」が見られるか？

2つ目は、**「歩くと痛みやしびれが強くなるが、少し休むと症状がおさまる」**。**この症状を、間欠性跛行《はこう》**と呼びます。

ある程度の時間、歩くと痛みやしびれが生じ、歩き続けることが難しくなります。しかし、しばらく座って休むと症状が軽くなり、ふたたび歩くことができます。

なぜ、このようなことが起こるのでしょうか？　それは、歩くと腰がまっすぐになり、脊柱管が狭くなって、神経への圧迫が強くなるからです。

一方、しばらく休むと楽になるのは、前かがみの姿勢をとることで、一時的に脊柱管が広がり、神経への圧迫が減るからです。

自転車に乗ったり、スーパーのショッピングカートを押して歩いたりしても、痛みやしびれは出ません。それは、前かがみの姿勢になるので、脊柱管が広がるからなのです。

○腰痛には2つの種類がある

一方、**腰の痛みはあるけれども、太ももからふくらはぎにかけての痛み・**

しびれがない場合は、脊柱管狭窄症の可能性は低いと考えられます。

腰痛には、大きく分けて2種類があります。

1つは、画像検査（レントゲン、CT、MRIなど）や血液検査で原因が特定できる「特異的腰痛」。

特異的腰痛の例としては、以下のようなケースがあります。

・がんの治療中で、腰痛が新たに発生した場合や悪化している場合
・ケガ（外傷）のあとに腰痛が続いている場合
・発熱を伴う強い腰痛や、夜間に痛みが増す場合

これらの症状がある場合は、早めにかかりつけ医や専門医に相談することが重要です。

もう1つは、画像検査や血液検査で原因が特定できない**「非特異的腰痛」**です。

腰痛全体の85パーセントを占め、筋肉の緊張、悪い姿勢、ストレスなどが原因になります。いわゆるぎっくり腰（急性腰痛）も、非特異的腰痛の一種です。

非特異的腰痛は大きな心配のいらない腰痛です。生活習慣などを改善しながら、痛みをやわらげる保存療法（手術をせずに痛みをとる治療）が基本となります。

ここで注意したいのが、非特異的腰痛であるにもかかわらず、脊柱管狭窄症と診断されるケースが少なくないことです。

○医者でも見抜くことが難しい？

この本を編集してくださった編集者の同僚の方は、腰の痛みで病院にかかったところ、医師から脊柱管狭窄症との診断を受けたそうです。

「このまま歩けなくなったらどうしよう……」

脊柱管狭窄症についての知識を持ち合わせていなければ、精神的ショックを受け、思い悩む日々が続くかもしれません。

たしかに、その方も画像検査では脊柱管の狭窄が見られたそうです。しかし、それだけで脊柱管狭窄〝症〟であると断言できるのでしょうか？

本人を診察したわけではないので、正確なところはわかりません。ただ、この方の腰の痛みは、非特異性腰痛である可能性があります。

私がそう考える理由は、2つあります。

1つは、太ももからふくらはぎにかけての痛み・しびれがないこと。先ほどお伝えしたように、太ももからふくらはぎにかけての痛み・しびれは、ほとんどの患者さんに表れる症状です。

それがないということは、脊柱管狭窄症という診断を、いったん疑ってみる必要があります。

もう1つは、比較的、年齢が若いこと。その方は40代後半で、脊柱管狭窄症の好発年齢には当てはまりません。

40代で脊柱管狭窄症を発症する例もないわけではありませんが、比較的まれなケースと考えてよいでしょう。

くり返しますが、本人を診察しなければ本当のところはわかりません。しかし、以上の理由から、この方の腰の痛みは狭窄からきている症状ではない可能性があります。

原因は別のところにあるかもしれない、ということです。

もちろん、狭窄があるのは確かですから、これ以上、狭窄が進まないように生活習慣を改善し、セルフケアにつとめ、定期的に経過観察をしたほうがよいのは言うまでもありません。

ですが、自分は脊柱管狭窄症だと思い込んで必要以上に思い悩んだり、間違ったセルフケアをしたり、**必要のない手術について考えることは避けたい**ものです。

そうならないためには、患者さん自身が知識をつけることが大切なのです。

脊柱管狭窄症のメカニズム

ここからは、脊柱管狭窄症のメカニズムについて、説明をしていきたいと思います。

次頁のイラストをご覧ください。ヒトの背骨（脊柱、または脊椎ともいいます）は、上から順に、7個の頚椎、12個の胸椎、5個の腰椎、さらにその下の仙骨、尾骨からなり立っています。

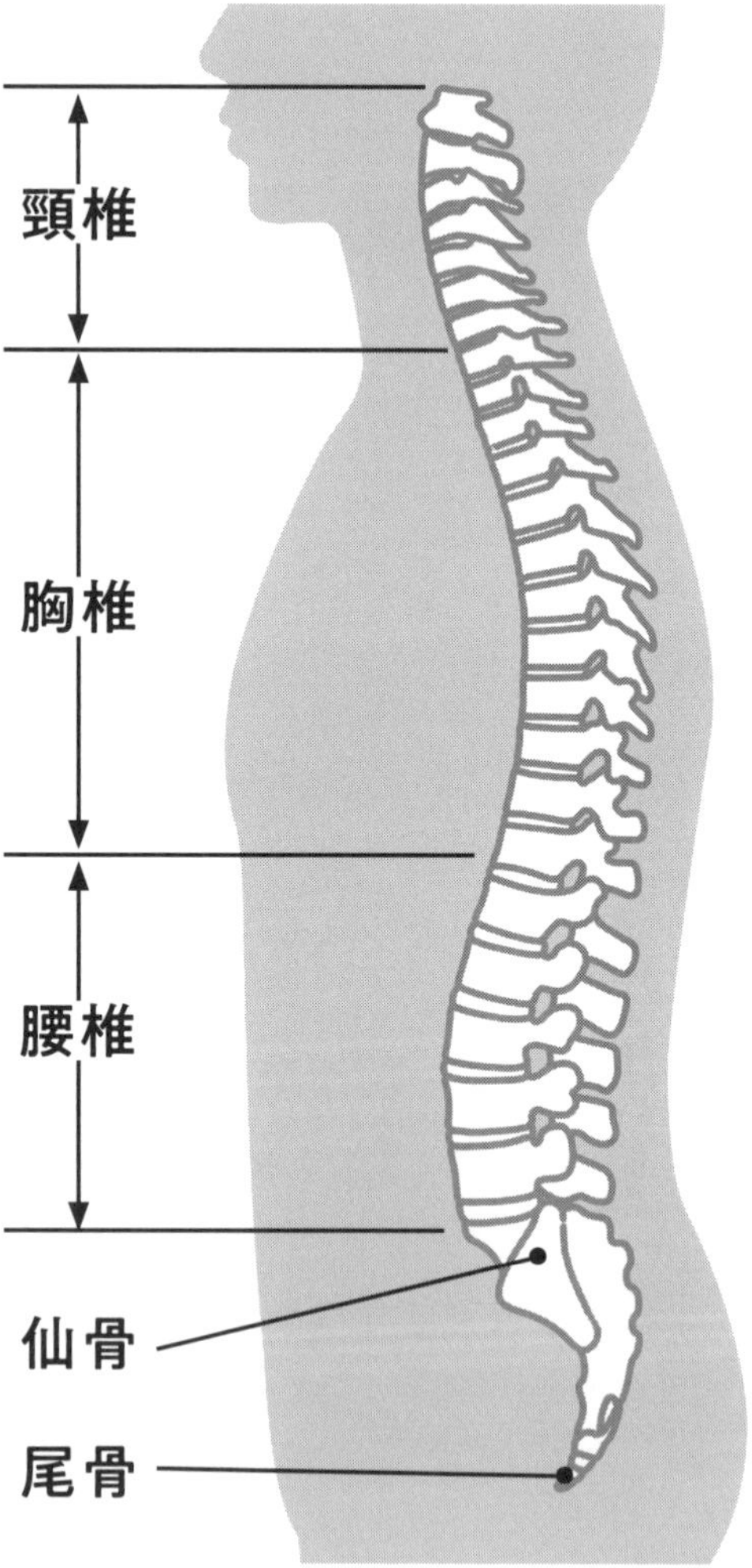
頸椎
胸椎
腰椎
仙骨
尾骨

直立した状態で背骨を横から見ると、ゆるやかなS字カーブを描いています。

背骨を構成する一つひとつの骨のことを、椎骨といいます。下の図は、椎骨を上から見たところ（断面図）です。見ていただくとわかるように、とても複雑な形をしています。

椎骨は、前方（お腹側）の椎体と、後方（背中側）の椎弓からなり立っています。この椎体と椎弓に囲まれた

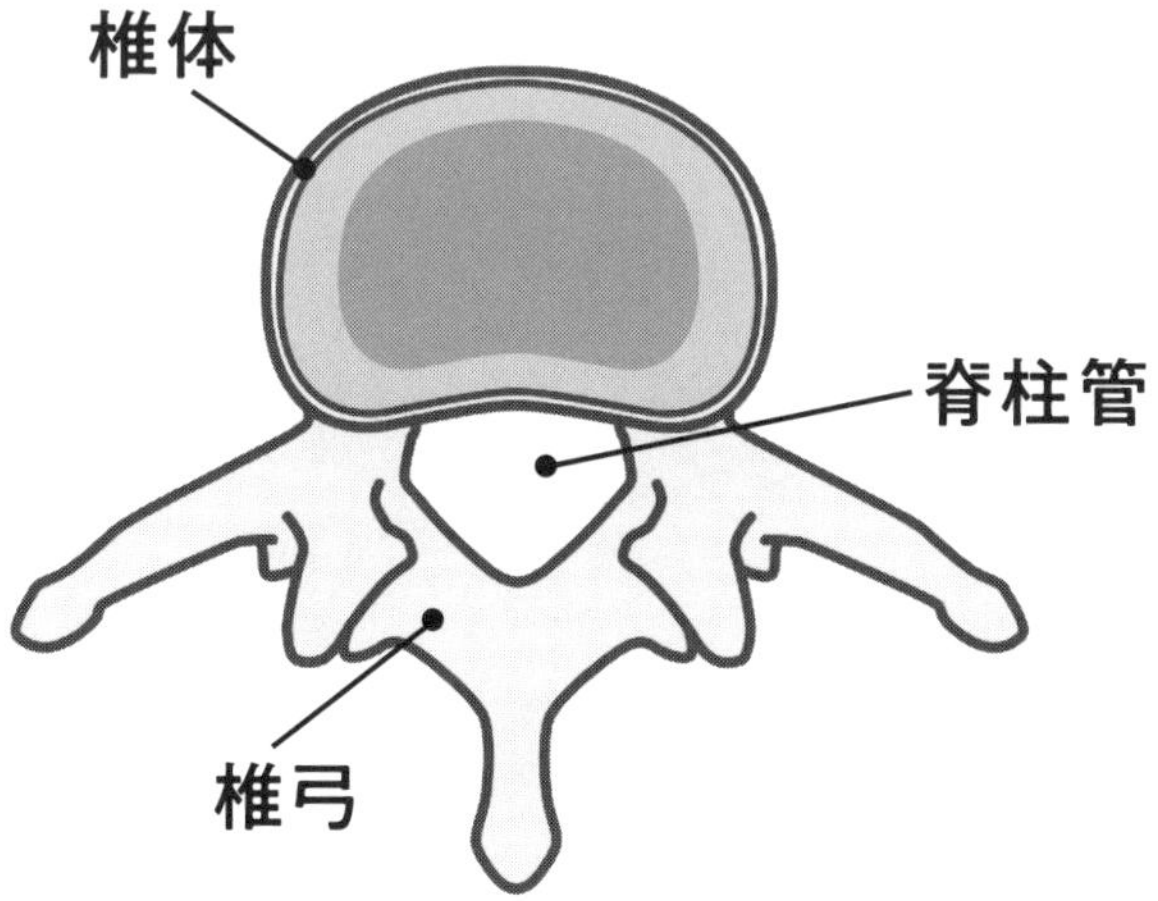

空間が、この本の主役ともいえる脊柱管になります。

脊柱管は縦につながったトンネル状になっており、この中を神経が走っています。

神経はチューブのような膜に包まれており、中は脳脊髄液という液体で満たされています。

脊柱管狭窄症は、脊柱管が狭くなって神経を圧迫する病気だとお伝えしましたが、じつは直接、神経に触れているわけではありません。いわば**「神経の入った袋」がギューッと押されているようなイメージ**です。

○脊柱管狭窄症とヘルニアは似て非なるもの

下の図は、椎骨を横から見たところです。それぞれの椎骨の間には、椎間板というクッションのような役割を果たしている軟骨があります。

この椎間板が変形し、後ろに飛び出してくると、神経を圧迫してさまざまな症状が出ます。これが、おそらくみなさんも聞いたことがある椎間板ヘルニアと呼ばれる病気です。

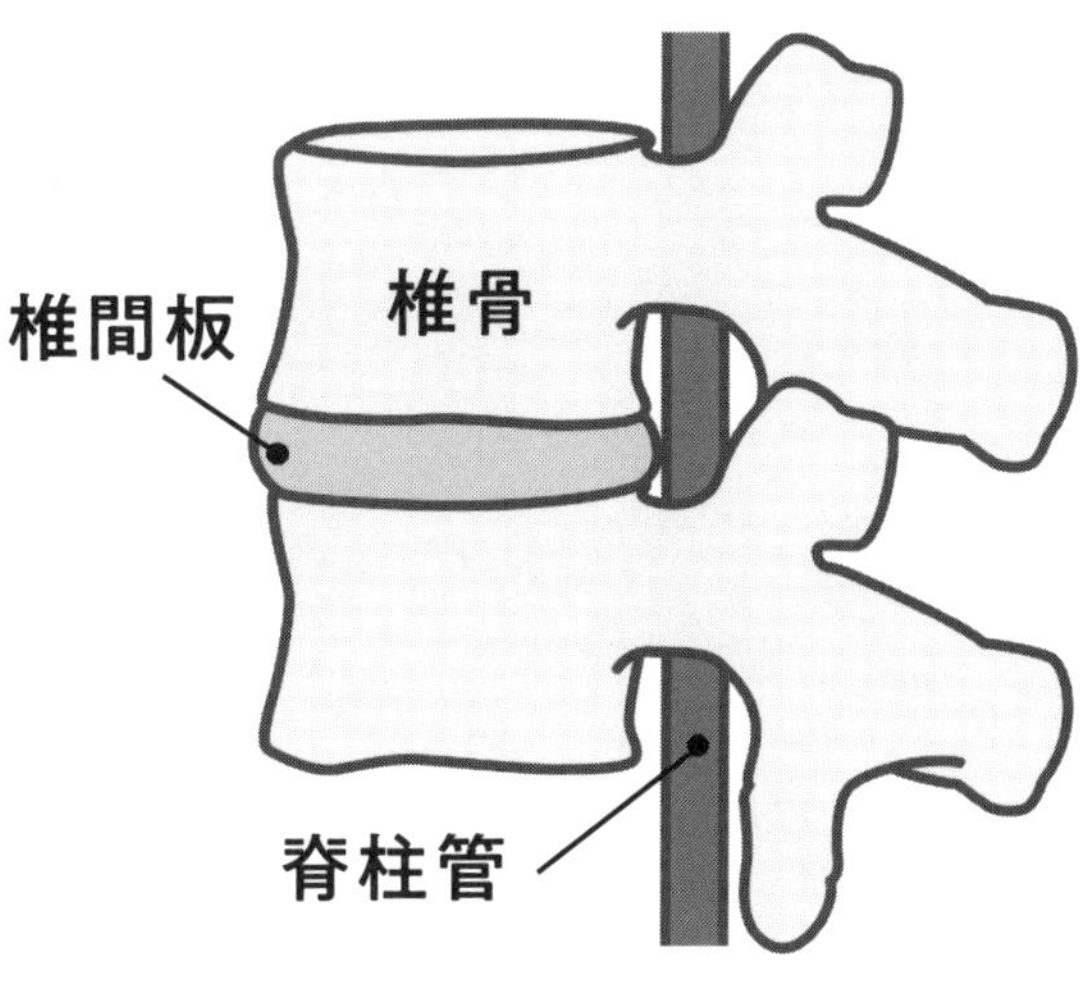

一方、脊柱管狭窄症は、老化や長年の生活習慣によって、脊椎自体が変形することで神経を圧迫します。変形にはいくつかパターンがありますが、おもな原因として、次の3つの要因が挙げられます。

1.椎間板の変性

背骨の間にある「椎間板」というクッションが、年齢とともに水分を失い、薄くなったり膨らんだりします。これにより、神経の通り道が狭くなることがあります。

2.黄色靭帯の肥厚

椎弓を上下につなぐ「黄色靭帯」という靭帯が、クッションの変化を補おうとして厚くなります。この**厚くなった靭帯が、神経の通り道を狭めてしまいます。**

3．骨棘の形成

骨棘《こっきょく》は、椎骨が変形してできるトゲのような突起です。これは、椎間板の変性などによって背骨が支えとして不安定になった状態を体が補おうとして新たに骨を作る自然な反応ですが、このトゲが大きくなると神経を圧迫します。

このように、ヘルニアと脊柱管狭窄は似て非なるものといえます。ヘルニアと脊柱管狭窄症はどちらも腰痛や下肢のしびれを引き起こす可能性がありますが、**原因や症状の現れ方に違いがある別の疾患です**。一方で、痛みをやわらげて、日々の生活を快適に過ごすための基本的な治療方針、つまり薬物療法や理学療法などの保存療法からスタートして、症状の度合いによって手術を検討するという治療の流れは、おおむね共通しています。

ただし、**保存療法でどの程度まで症状の改善が見込めるかは違っていて、**

また**日常生活での姿勢や動作における注意点も異なります**。

どちらの病気も、正確な診断を受けたうえで、最適な治療を選ぶことが大切です。

ヘルニアと脊柱管狭窄症の見分け方を次ページの表にまとめましたので、不安な方はどちらに当てはまるか、チェックしてみてください。

脊柱管狭窄症とヘルニアの見分け方

	ヘルニア	脊柱管狭窄症
原因	椎間板の一部が飛び出す	加齢や生活習慣による脊椎の変形
症状	突然、強い腰の痛みや足のしびれが起こる	徐々に悪化し、長く歩くと足のしびれや痛みが出る
年齢層	20〜40代が多い	50代以降が多い
治療	まずは薬やリハビリなどの保存療法で対応し、8割の患者さんがよくなる	症状が進行すると手術が有効な治療法になる
注意すること	前かがみにならない	腰を後ろに反らさない

脊柱管狭窄症の3つのタイプ

あまり知られていませんが、脊柱管狭窄症のタイプは、圧迫される部位によって3つに分類され、それぞれ症状も異なります。

・神経根《こん》型

もっとも多いタイプです。脊柱管の外側が狭くなり、神経根と呼ばれる神経の根もとが

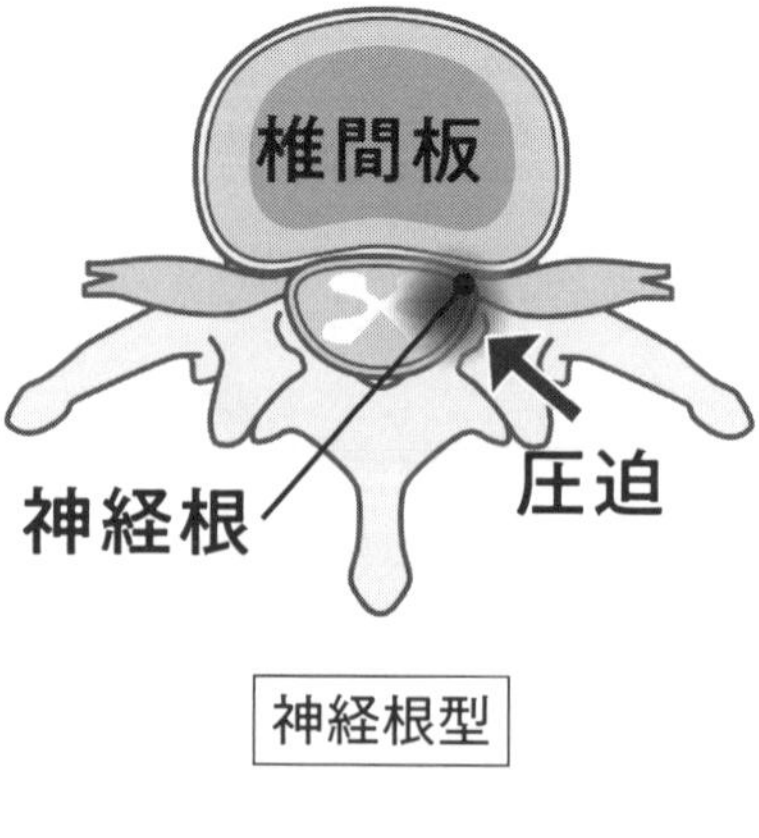

神経根型

圧迫されます。足の痛み・しびれがおもな症状で、片足だけに出ることが多いです。

・馬尾《ばび》型

脊柱管の中心が狭くなり、馬尾という末梢神経の束が圧迫されます。両足のしびれ・だるさのほか、頻尿（おしっこが近くなる）、残尿感（排尿後にまだ尿が完全に出し切れない感じ）、便秘などの排尿・排便障害を引き起こします。

・混合型

神経根型、馬尾型の両方が合わさったタイ

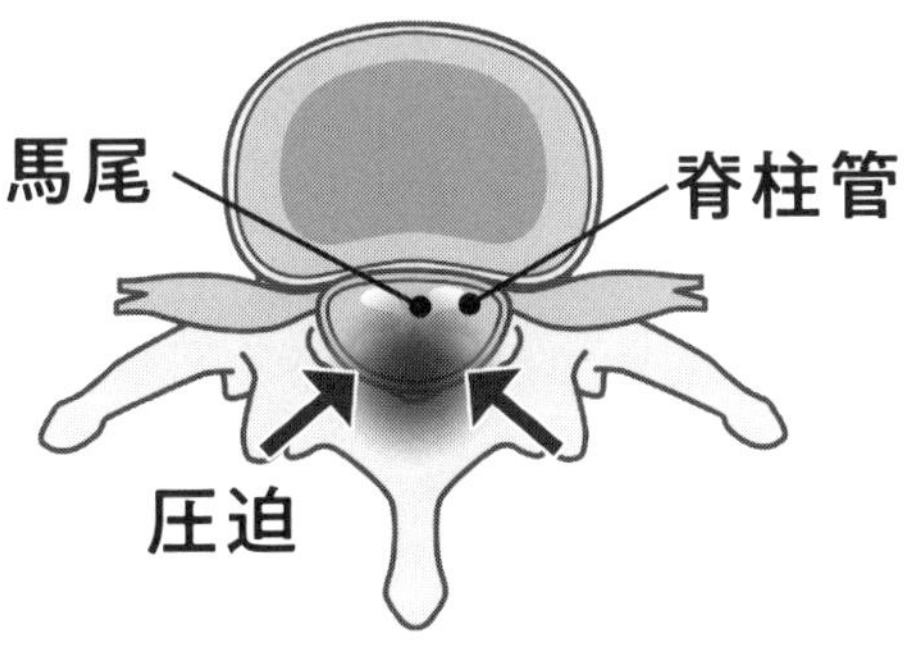

馬尾型

プです。足の痛み・しびれと、排尿・排便障害の両方を引き起こします。

この3タイプのうち、**患者さんの7割を占めるのが神経根型**です。残り3割は、馬尾型と混合型が半々くらいです。

神経根型よりも、馬尾型・混合型の治療のほうが比較的難しく、手術の必要性も高くなります。

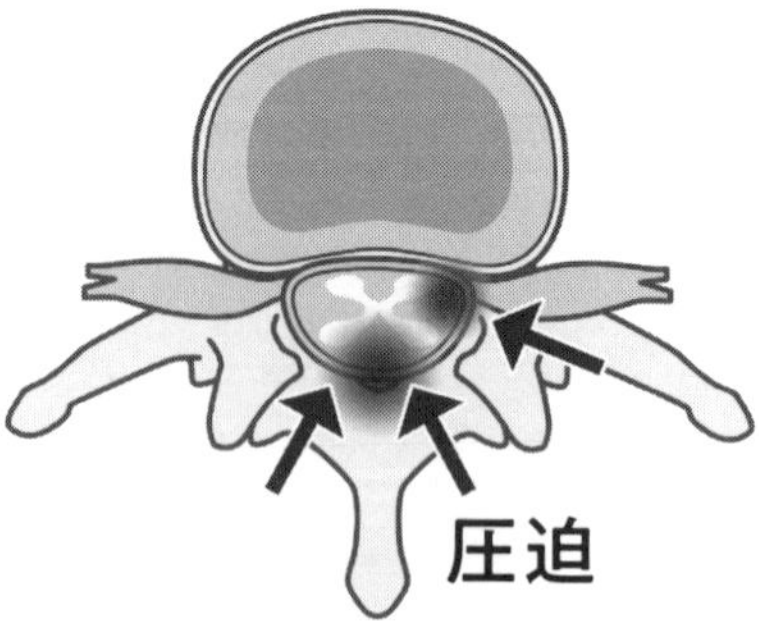

混合型

どの神経が圧迫されるかで、痛み・しびれる場所が変わる

先ほど、腰椎は5個の椎骨から構成されているとお話ししました。そのうち、どの部分が狭くなるかによっても症状は異なります。

なぜなら、神経が通る道（神経根や脊柱管）が狭くなる場所によって、圧迫される神経が違うためです。それぞれの神経は、体の特定の部位を担当しており、影響が出る場所や症状が変わります。

もっとも多いのは、上から4番目（第4腰椎）と5番目（第5腰椎）の間です。腰椎の最下部にあたり、もっとも負担がかかりやすい部分です。

ここが狭窄すると、5番目の神経（第5腰椎神経）が圧迫されます。すると、太ももからふくらはぎの外側に痛み・しびれが表れます。

前脛骨筋《ぜんけいこうきん》（すねの筋肉）に力が入りにくくなり、足首を持ち上げにくくなります（これを下垂足といいます）。ひどくなると**スリッパが脱げやすい、物につまづきやすい**などの症状も出てきます。

次に多いのが、上から5番目（第5腰椎）と仙骨の間です。ここが狭窄すると、第1仙骨神経が圧迫されます。するとと、太ももからふくらはぎの裏側に痛み・しびれが表れます。腓腹筋やヒラメ筋（ふくらはぎの筋肉）に力が入りにくくなり、**つま先立ちがしにくい**といった症状が出てきます。

その次に多いのが、上から3番目（第3腰椎）と4番目（第4腰椎）の間です。ここが狭窄すると、4番目の神経（第4腰椎神経）が圧迫されます。

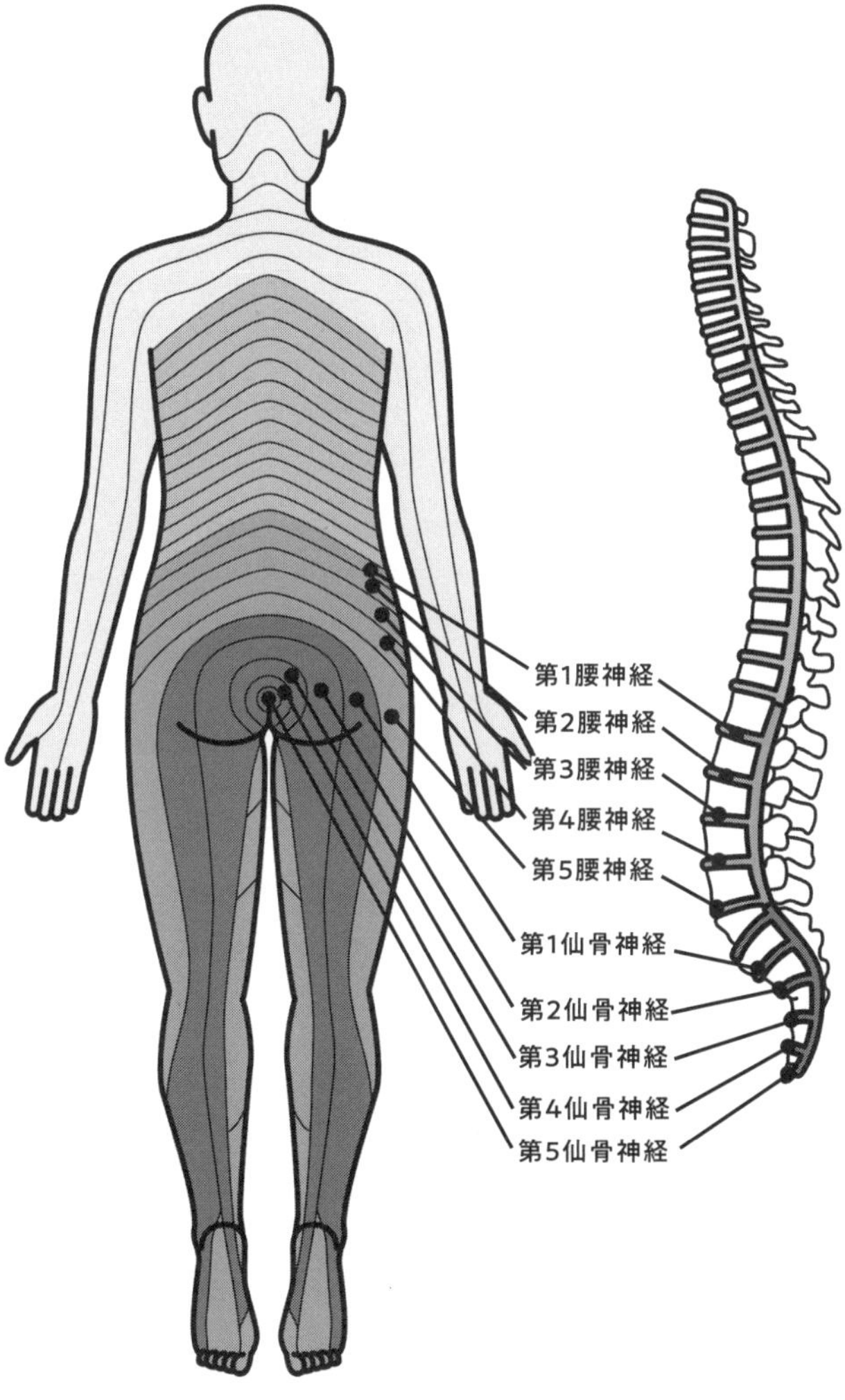
第1腰神経
第2腰神経
第3腰神経
第4腰神経
第5腰神経
第1仙骨神経
第2仙骨神経
第3仙骨神経
第4仙骨神経
第5仙骨神経

すると、太ももの前側からふくらはぎの内側に痛み・しびれが表れます。また、股関節に痛み・しびれが出ることもあります。

大腿四頭筋に力が入りにくくなり、**歩いているとガクッとひざが抜けるような症状**が出てきます。

逆に、どこに症状が出ているかで、狭窄により圧迫されている神経を推測することもできます。

前ページの図をご覧ください。この図はデルマトームといって、どの神経が原因で痛み・しびれなどの障害が起きているかを教えてくれるものです。

必ずしも一致するものではありませんが、目安として覚えておくとよいでしょう。

○ 放っておくと歩けなくなる？

「このまま放っておいたらどうなりますか？」

「歩けなくなりますか？」

患者さんからよく聞かれる質問です。

私のYouTubeチャンネルでも、この質問に答えた動画が、もっとも多くの再生回数を記録しています。


歩けなくなって車いす生活になるのではないか、寝たきりになるのではないか、と恐れている方がそれだけ多いということでしょう。

結論から言うと、**治療も何もせずに放っておけば、理論的には歩けなくな**

るかもしれません。

しかし、歩けなくなるまで放っておくという患者さんは、実際にはほとんどいません。

それよりも前の段階で医療機関にかかり、専門医の診察を受け、適切な指導や治療によって軽快するケースがほとんどです。ですから、必要以上に心配することはありません。

そのうえで、もし何もせずに放置するとどんなことが起こるか、お伝えしましょう。考えられる症状は3つあります。

●安静にしていても足に痛み・しびれが出る

立ったり、歩いたりすると痛み・しびれが出ていたのが、重症になると、安静にしていても痛み・しびれが出るようになります。

●足がマヒして力が入らなくなる

足のしびれが進行すると、麻《ま》痺《ひ》状態になることがあります。足首を上に持ち上げることができず、スリッパが脱げてしまう。ひざをまっすぐにすることができず、ガクッと腰が抜けてしまうなどの症状が表れます。

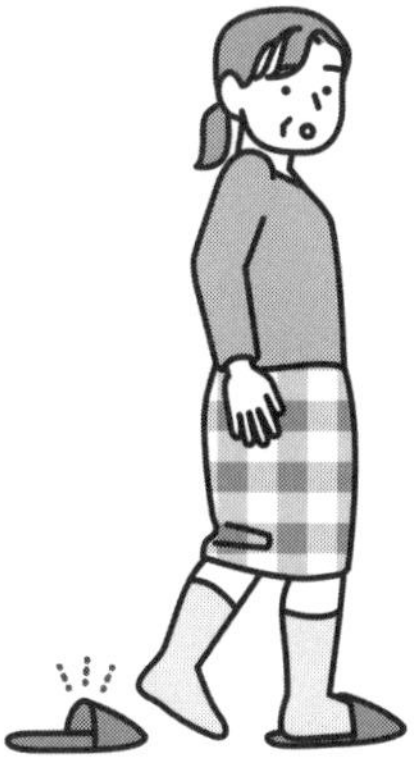

●排尿・排便障害

おしっこが出にくい、残尿感、頻尿、尿もれ、便秘など、排尿・排便のコントロールができなくなります。

ここでもう一度、「歩けなくなりますか?」という質問に答えると、「こうした危険なサインが出ているにもかかわらず病院に行かない、手術が必要なのに手術を受けないといった選択をすると、本当に歩けなくなる可能性があります」という答えになります。

この3つは、神経の圧迫が相当強くなっているというサインです。早急に専門医の診察を受けるようにしてください。

ただし、多くの場合は、手術を受けることで症状が軽くなり、改善が期待できます。

また、脊柱管狭窄症の症状は、長い年月をかけて少しずつ進行するので、

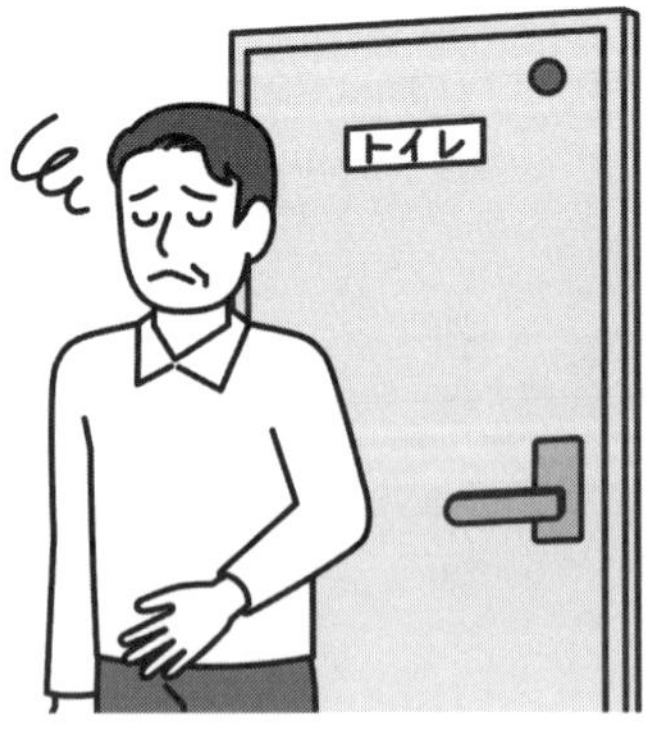

いきなり重症化することはまずありません。

どんな病気にも言えることですが、脊柱管狭窄症も**早期発見・早期治療**が何より大切です。**早期に発見したからといって、必ず手術が必要ということではありません。**

症状が軽い場合は、この本で紹介している運動や、薬による治療を取り入れることで、進行を抑えることができます。

大切なのは、少しでも異変を感じたら早めに専門医に相談することです。早めに診断を受けて、適切な対策を取ることで、日々の生活をふたたび快適に過ごすことができるようになります。

第3章

筋力を落とさないための運動習慣

寝たきりにならないために
できること

みなさんは、ロコモ（ロコモティブシンドローム）をご存じでしょうか?

ロコモとは、骨・関節・筋肉・神経といった運動器の機能が低下し、立つ、歩くなどの移動機能が低下した状態を指します。進行すると、要介護や寝たきりになるリスクが高くなります。

ロコモの原因には、運動不足、肥満、過度なダイエット、関節や骨の疾患、筋力低下、加齢などが挙げられます。また、脳や神経の障害が影響する場合もあります。

中でも、**「3大原因」**と言われる疾患があります。

1つ目は、骨粗しょう症。骨密度の低下によって骨がもろくなり、骨折しやすくなります。

2つ目は、変形性ひざ関節症。ひざ関節の軟骨がすり減って変形し、痛みや腫れ、水がたまるなどの症状を引き起こします。

そして**3つ目が、脊柱管狭窄症**です。脊柱管狭窄症は、ロコモを引き起こす恐れのある病気でもあるのです。

といっても、脊柱管狭窄症による痛み・しびれそのものが、要介護・寝たきりの原因になるわけではありません。

痛み・しびれがあると、どうしても体を動かさなくなります。とくに脊柱管狭窄症は、歩くと症状がきつくなるという特徴があるので、よけい家に引きこもりがちになります。

筋肉というのは、使わなければ急速に衰えていきます。いわゆる「サルコペニア」と呼ばれる状態です。**サルコペニアとは、老化や活動量の低下によって筋肉量や筋力が低下し、日常生活が困難になる状態のこと**です。この状態になると転倒や骨折のリスクも高まり、さらに症状が悪化する悪循環に陥る可能性があります。

つまり、サルコペニアが進むと、ますます体を動かさなくなります。結果として、ロコモがますます進んでしまい、最終的には要介護・寝たきり状態になってしまうのです。

でも、安心してください。早い段階から運動を習慣にすることで、健康な状態を維持することは十分可能です。

では、どのような対策をすればよいのでしょうか。脊柱管狭窄症の患者さんでも、安全に取り組むことができる運動はあるのでしょうか?

○ 脊柱管狭窄症の人のための「ウォーキング」

まず、みなさんにおすすめしたいのは、ウォーキングです。

「ウォーキングなんて、ただ歩くだけじゃないか」とバカにしてはいけません。歩くことはもっとも簡単にできる運動で、その効果は私たち専門医の間でも認められています。

ただし、**脊柱管狭窄症の患者さんにとって、適切なウォーキング方法**

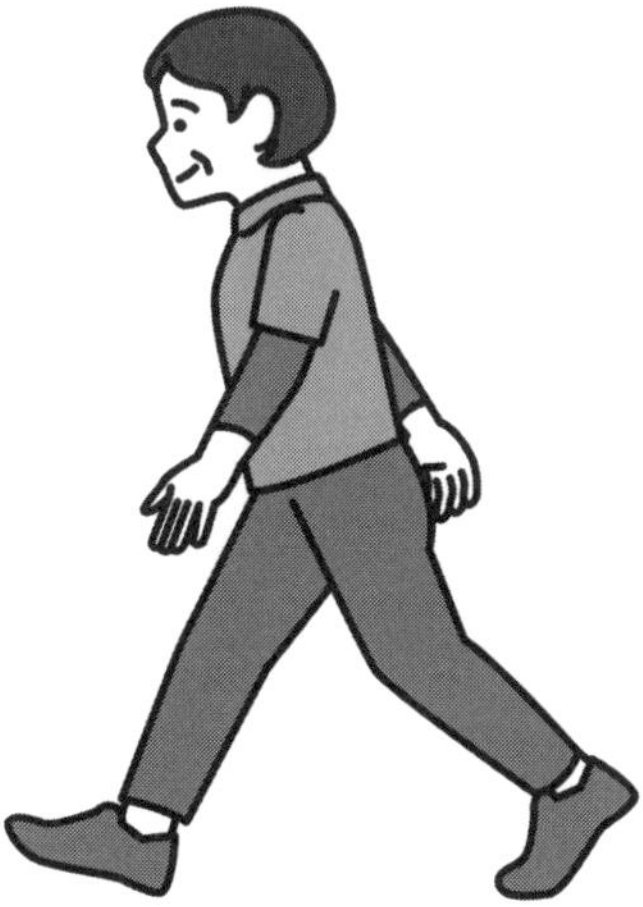

は通常のウォーキングとは異なります。痛みをやわらげて、もっと楽に歩けるようにするためには、歩き方を少し工夫することが大切です。以下に、脊柱管狭窄症の方に適した歩き方をご紹介します。

●ポイント1　胸を張らない

「胸を張って歩きましょう」というアドバイスをよく見かけますが、脊柱管狭窄症の患者さんの場合、胸を張る（背筋を伸ばす）と痛み・しびれが出てしまう可能性があります。

痛み・しびれが出ないように、**お腹をへこますイメージで、やや前傾姿勢で歩く**ようにしてください。

ただし、前傾姿勢はつまずきやすくなる危険性もあります。とくに高齢の方は、痛み・しびれが出ない程度の「やや前傾姿勢」にとどめるようにしてください。

●ポイント2　バス1台分くらい先を見る

前傾姿勢を意識して歩くと、目線が下がりがちになります。目線が下がると、転倒や事故のリスクが高まります。

あごを少し引いて、バス1台分くらい（15メートル程度）先を見て歩くのが安全です。

●ポイント3　あまり腕を振らない

通常のウォーキングでは、「腕をしっかり前後に振る」「腕を真後ろに引くように意識する」ことが大事と言われますが、腕を大きく後ろに振ると腰が反りすぎてしまい、神経が通るすき間が狭くなりやすくなります。その結果、痛みやしびれを強めてしまう場合があるため、脊柱管狭窄症の方では、このような動きは避けましょう。**腕は小さく、自然に前後に振る**くらいがよいでしょう。

●ポイント4 「大股で早歩き」は症状が悪化する

ウォーキングの際は、「ふだんよりも大股ぎみで」「スピードもふだんより少し上げる」ことを意識することが重要とされていますが、脊柱管狭窄症の方では、症状が悪化する可能性があります。

大股で歩くのではなく、**小さめの歩幅で、そしてゆっくりとしたペースで**歩いてください。慣れる前から無理にスピードを上げる必要はありません。

脊柱管狭窄症の方にとって、ウォーキングは手軽にできる運動として大事なものですが、慎重に行なう必要があります。症状や体調に合わせて、無理のない範囲で行なうことが大切です。

脊柱管狭窄症の方にとってのウォーキングの目標は、運動の強度を高めることではありません。痛みが悪化しないように注意しながら、快適に歩き、適度に体へ負荷をかけることです。続けることが大事なので、運動というよりも、日常生活動作の一環としてとらえるのがよいかもしれません。

○ 1日何歩が正解なのか

脊柱管狭窄症の方がウォーキングを続けるうえでは、痛みやしびれが出ない、あるいは強くならない範囲で行うことが大前提です。まずは「かなり楽」と感じられるスピードでスタートし、慣れてきたら、痛みやしびれが強くならない範囲で、少しずつペースを上げていきましょう。「ややきつい」と感じる程度、つまり**ちょっと息は切れるけれども笑顔で会話できるくらいまで上げられれば、運動としては十分です。**

「1日にどれくらい歩けばいいですか?」という質問も、患者さんからよく受けます。

これればかりは人それぞれですが、サルコペニアを予防するには、1日7000〜8000歩、そのうち速歩き（ウォーキング）を15〜20分以上するとよいとの報告があります。

また、別の報告では、1日の目標として、65〜74歳は7000歩以上、75歳以上は5000歩以上歩くこと。週150分以上、散歩やウォーキングをすることが推奨されています。ただし、歩数の目安はあくまで参考です。ここでもやはりもっとも大切なのは、自分の体調や体力に合わせて続けられる範囲で歩くことです。痛みや疲れを感じる場合は、こまめに休憩をとりながら、負担の少ないペースで続けることを心がけましょう。

ウォーキングのよいところは、いつでも、どこでもできることです。そこで、私がおすすめしているのは、**「ついでウォーキング」**です。

職場に通勤している人は、いつもより早く家を出て、いつもと違うルートで駅まで歩いてみるのはいかがでしょうか。

帰りは、最寄りの駅の1つ手前で降りて、家まで歩いてみるのもおもしろいと思います。「こんなお店があったんだ」など、いままで気づかなかった新しい発見があるはずです。

あるいは、ショッピングモールやアウトレットモールへ買い物に行ったとき、ウォーキングをしてみるのも楽しいかもしれません。雨や猛暑といった天候に左右されませんし、交通事故にあう心配もありません。

スポーツウェアに着替えて、スニーカーをはいて外に出るというひと手間が、三日坊主の原因になります。

「ついでウォーキング」を、日々の生活に取り入れてみてください。

長く歩けない人が長く歩けるようになる裏ワザ

あらゆる人におすすめしたいウォーキングですが、間欠性跛行によって長く歩けないという人も少なくないでしょう。

では、ウォーキングはあきらめるべきか？　いえいえ、そんなことはありません。

そんな人のために、歩行をサポートしてくれるお役立ちアイテムを２つ紹介します。

シルバーカーと、ウォーキングポールです。

シルバーカー

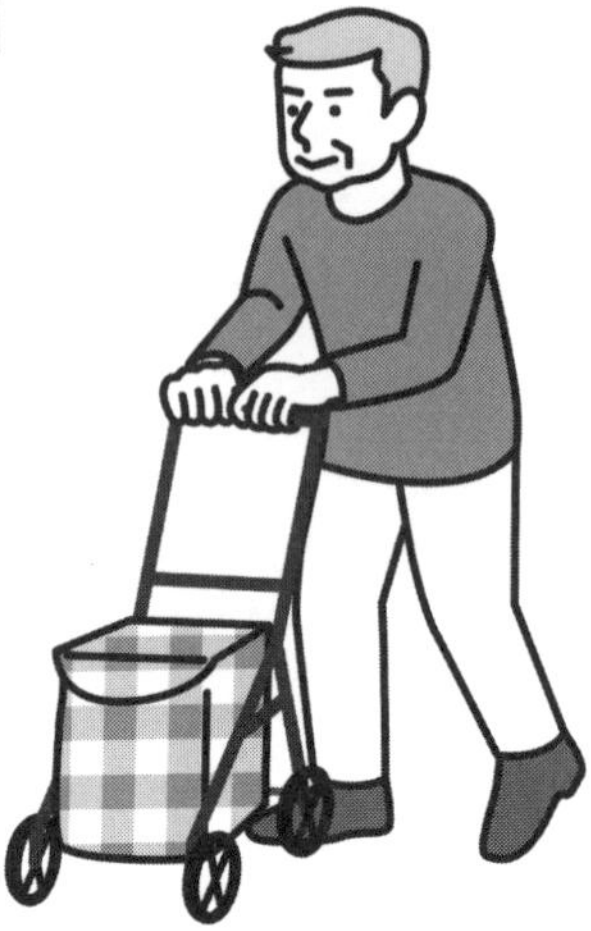

ウォーキングポール

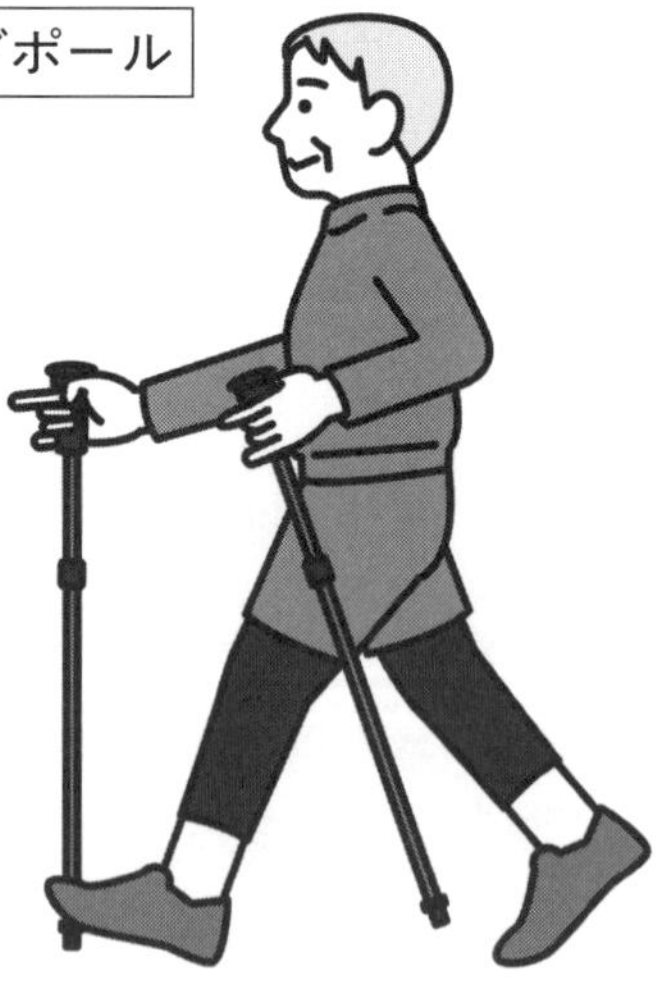

シルバーカーは、手押し車の一種です。高齢の方が使っているのを、たまに目にするのではないでしょうか。

ウォーキングポールは、両手に1本ずつ持って使用するスキーのストックのようなものです。プロスキーヤーで登山家の三《み》浦《うら》雄《ゆう》一郎《いちろう》さんがトレーニングで使用していて知っている方もいるかと思います。

どちらも、脊柱管狭窄症の患者さんの歩行をサポートし、行動範囲を広げるのに役立ちます。

シルバーカーとウォーキングポール、両方に共通するのは、**前かがみの姿勢で歩くことができる**点です。痛み・しびれが出にくくなるので、より長く、快適に歩くことができるようになります。

また、腰にかかる負荷（体重）も分散されるので、その点でも、痛み・しびれが出にくくなります。

なおかつ、安全面においても効果があります。脊柱管狭窄症で足を上げにくくなっている人は、わずかな段差でもつまずきやすくなっています。高齢者の転倒は、要介護や寝たきりになるリスクがあります。

シルバーカーやウォーキングポールという支えがあることで、転倒防止につながります。

エアロバイクの魅力をご存じですか？

ウォーキングのほかに、もう1つ、みなさんにおすすめしたい運動があります。それは、エアロバイクです。

エアロバイクは、自転車型のフィットネス器具のこと。スポーツジムなどに置いてあるのを、見かけたことがある人も多いでしょう。

手軽にできるウォーキングと比べて、手間もお金もかかります。しかし、チャレンジしてみる価値は十分あると考えています。

エアロバイクのもっとも大きなメリットは、前かがみの姿勢になるので痛み・しびれが出にくいということです。

こうしたメリットのある運動は、エアロバイク以外にほとんど見当たりません。まさに、**脊柱管狭窄症の患者さんのためにあるような運動**といってもよいでしょう。

下半身の筋肉がまんべんなくつくという点も、脊柱管狭窄症の患者さんにとってうれしいメリットです。

エアロバイクは、下半身の大きな筋肉であるハムストリングス（太ももの後ろ側）と、大臀筋（お尻）、この2つの筋肉を鍛えることができるのです。

その他、大腿四頭筋（太ももの前側）、ふくらはぎなどの筋肉も鍛えることができます。

○おすすめはアップライトタイプ

エアロバイクには、「アップライトタイプ」と「リカンベントタイプ」の2つのタイプがあります。

アップライトタイプは、ふだん自転車に乗っているときと同じように、上半身を起こした姿勢でペダルをこぎます。初心者にも扱いやすいタイプといえるでしょう。

リカンベントタイプは、背もたれのあるシートがついており、背もたれにもたれかかった姿勢でペダルをこぎます。アップライトタイプよりも、安定感があると言われています。

アップライトタイプ

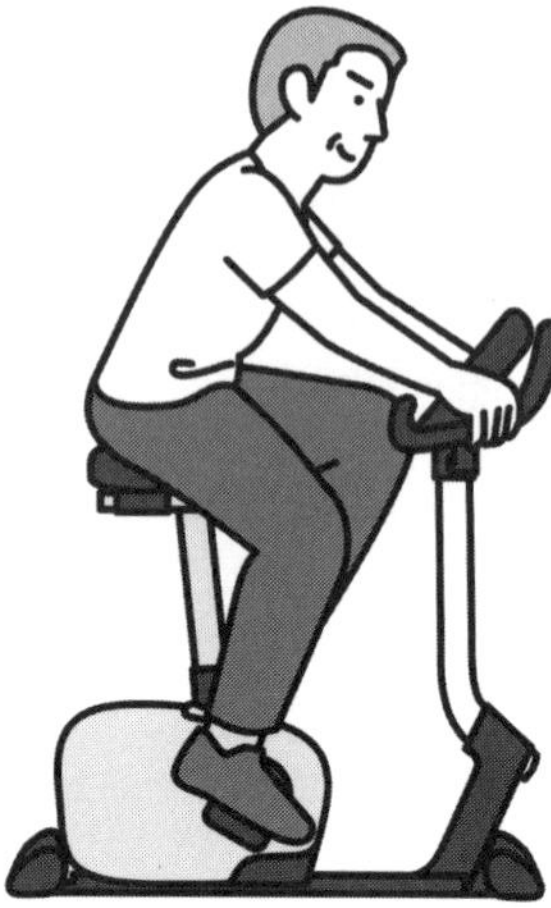

○

リカンベントタイプ

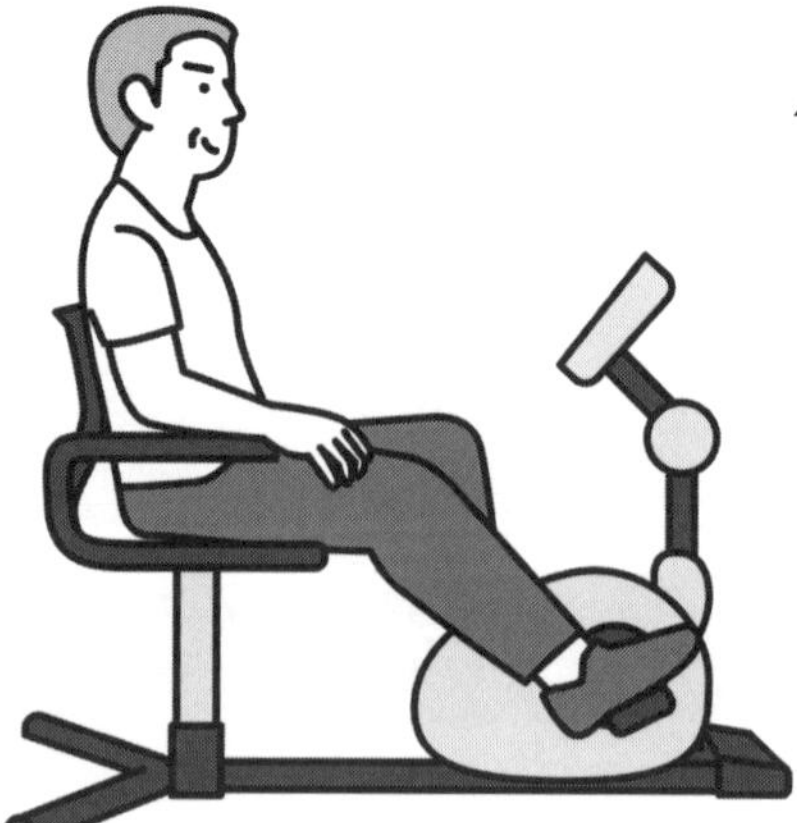

△

脊柱管狭窄症の患者さんは、前かがみの姿勢になるアップライトタイプを選ぶようにしてください。リカンベントタイプは、背中を支えることで腰への負担を軽減しやすいですが、シートの角度や座り方によっては、かえって腰に負担がかかることもあります。痛みやしびれが出る場合は、シートの調整を行なうか、通常のエアロバイクを検討するのもよいでしょう。

エアロバイクは、たいていのスポーツジムに置いてあります。すでにスポーツジムに通っている人は、それを使うのもおすすめです。

○ 乗り方で効きがこんなに違う

ここで、エアロバイク（アップライトタイプ）の正しい乗り方をお伝えしておきます。正しいフォームで乗ることで、安全かつ効率的にトレーニングをすることができます。

まず、サドルの位置は、やや高めに調整してください。

そして、こぐときにやや前かがみの姿勢になるように、なるべくサドルの後ろのほうに座ってください。

前かがみの姿勢を取っていると痛み・しびれが出にくいうえ、脊柱管狭窄症の患者さんが鍛えたい、大臀筋やハムストリングスを中心に使うことができます。

サドルが低いと、ふくらはぎや太ももの前に負担がかかるため、トレーニング効果が薄れてしまいます。

こぐときはお腹に少し力を入れて、腰が反らないようにしてください。お腹にサッカーボールが入っているイメージを持つとよいでしょう。

運動を効果的に行なうためには、「少しきついかな」と感じる程度の運動強度にすることが大切です。

ただし、「どのくらいが適切な運動強度か」は人それぞれ異なるため、自分の感覚を大事にしましょう。

●ポイント1　運動強度の目安を決める

ふだんそれほど積極的に体を動かす習慣がない方は、運動中の強度を次のように感じられるかどうかを基準にしてみましょう。

・少し息が上がるけれど、会話ができる程度

・心地よい疲労感を感じるけれど、無理をしていない感覚

これくらいの強度であれば、無理なく続けられ、体に負担をかけすぎることもありません。

●ポイント2　心拍数計でコントロールする

最近のエアロバイクには、心拍数を計測できる機能がついているものがあり、この機能を活用することで、運動強度の参考にすることができます。

目安となる心拍数は、次の計算式で求められます。

（220－年齢－安静時心拍数）×（0・5～0・65）＋安静時心拍数

たとえば、70歳の方で安静時心拍数が72の場合には、

（220－70－72）×（0・5〜0・65）＋安静時心拍数＝110〜122

この数値を参考に、心拍数を確認しながら負荷を調整するのもひとつの方法です。

ただし、**心拍数はあくまで参考です。機器に頼りすぎず、運動中の「体感」を重視することをおすすめします。**

◯ 水泳はあまりおすすめしない運動

ウォーキング、エアロバイク以外の運動では、水中ウォーキングもおすすめできます。

水中ウォーキングとは、プールなどを利用して、水中を歩くエクササイズのこと。ご自宅から通いやすいところにプールがある人には、ぜひおすすめしたい運動です。

水中ウォーキングのメリットは、大きく2つあります。

1つは、水の浮力によって、腰にかかる負荷をやわらげることができることです。プールの中に腰までつかると、負荷は約50〜60パーセントに、胸までつかると約30パーセントになると言われています。

もう1つは、全身の筋力アップをはかることができることです。水圧による抵抗を受けながら歩くので、陸上のウォーキングよりも効率的に筋肉を鍛えることができます。

水中ウォーキングを行なった患者さんと、ジョギングを行なった患者さんを比較した研究では、**水中ウォーキングのほうが身体機能の向上と、転倒防**

止能力の向上に効果があることが認められました。

陸上でのウォーキングと同様、水中ウォーキングも、少し前かがみの姿勢で歩くことがポイントです。姿勢をまっすぐにすると歩きにくいうえ、腰が反ることで痛み・しびれの原因になります。

一方、同じくプールで行なう運動である**水泳はどうかというと、脊柱管狭窄症の患者さんには、あまりおすすめしていません。**

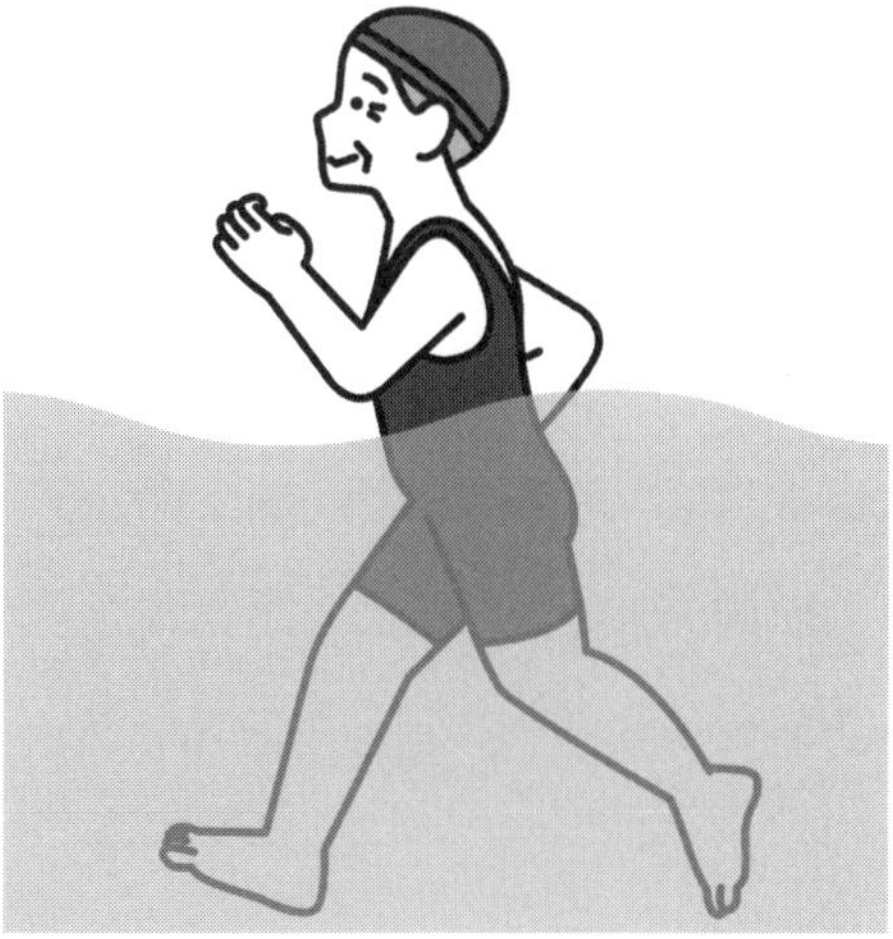

浮力が働くので、負担が少ないように思えますが、水泳には腰を回旋（ひねる）したり、反らしたりする動きが伴います。とくにクロールは、息継ぎのときに腰を大きく回旋させるので、この回旋動作が腰椎に負担をかけ、神経への圧迫が強まり、痛みやしびれを悪化させる可能性はあります。

平泳ぎなら回旋させる動きはありませんが、息継ぎのときに腰を反らす動きをするので、やはり脊柱管狭窄症にはよくありません。

初代スポーツ庁長官でオリンピック金メダリストの鈴木大地《すずきだいち》さんも、水泳選手時代は腰痛に苦しみ、数か月寝込んだこともあるといいます。

ただし、先ほどお伝えしたとおり水泳には、浮力によって腰への重力の負担が軽くなるという利点がありますので、どうしても水泳をやりたい人、プールでの運動を続けたい人は、まず水中ウォーキングで筋力をつけてから、そのうえで無理のない範囲でやるようにしてください。

運動で悪化させないための「5つの注意点」

ウォーキングにせよ、エアロバイクにせよ、水中ウォーキングにせよ、脊柱管狭窄症の患者さんが運動をするときには、注意していただきたいことがいくつかあります。

●①ウォーミングアップをしっかりする

運動をする前は、軽く汗をかく程度のウォーミングアップを行なうようにしてください。第1章でお伝えした4つのストレッチと、3つのトレーニングがおすすめです。

ウォーミングアップには、筋肉を温め、関節の動きをスムーズにし、腰への負担を軽くする効果があります。

また、柔軟性が高まり、可動域が広がることで、パフォーマンスも発揮しやすくなります。

●②痛み・しびれを我慢しない

運動中に痛み・しびれが出たら、絶対に無理をしないで休憩するようにしてください。

ウォーキング中に痛み・しびれが出た場合は、安全が確保できる場所に腰かけ、ひじをひざにつけた状態で少し前かがみになり、深呼吸を10回程度するとよいでしょう。

運動後も痛み・しびれがおさまらない場合は、早めに専門医に相談するようにしてください。

●③腰の動きに注意する

腰を回旋する動きと、反らす動きに注意してください。先ほどお伝えした水泳だけでなく、ゴルフ、野球、テニスなど、ボールを打つタイプの球技全般に当てはまります。

とくに、**ゴルフのスイングは体重**

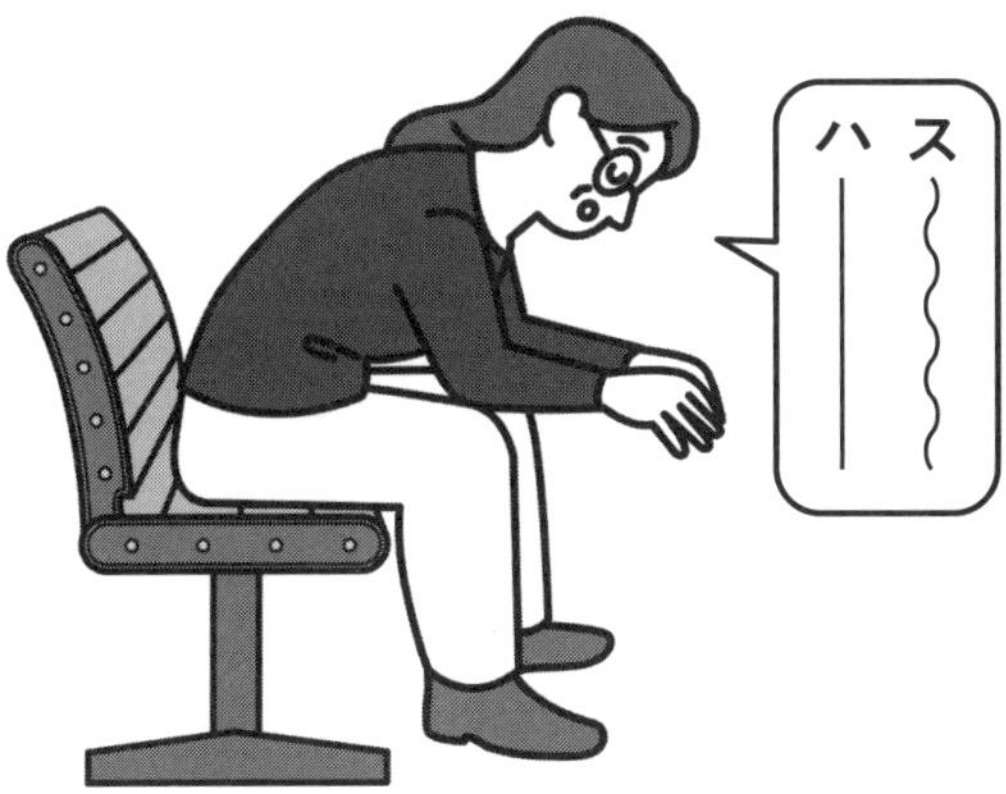

の6倍の負荷がかかると言われています。症状がよくなるまでは、控えたほうがよいでしょう。

また、できるだけ急な動きをしないように意識してください。脊柱管に急激な圧力が加わると、痛み・しびれが悪化する恐れがあります。

できるだけゆっくり動くこと、そしてゆっくり動くスポーツを選ぶことを意識するようにしてください。

●④ストレッチを習慣にする

ウォーミングアップのときだけでなく、ふだんからストレッチをするように心がけましょう。筋肉の柔軟性が高まると、腰への負荷がかかりにくくなります。

まずは、第1章で紹介した腸腰筋、大腿直筋、脊柱起立筋、広背筋のストレッチをやってみてください。

さらに、スポーツをする人は股関節の柔軟性を高めるとよいでしょう。股関節は、腰の動きと連動しているからです。

股関節が硬いと、スポーツをするときに、腰だけを使った動きになりがちです。腰によけいな負担がかかり、ケガの原因にもなります。

そこで、みなさんにおすすめしたいのが「ひざの引き寄せストレッチ」です。やり方を載せておきますので、ぜひ試してみてください。

○「ひざの引き寄せストレッチ」

①あお向けに寝て、片足のひざを両手でつかむ。

②ひざを胸のほうに引き寄せる。このとき、やや外側に引き寄せると効果的。お尻から太ももの裏面が伸びているのを意識して、そのまま20秒キープ。

③ゆっくりと①の姿勢に戻し、反対の足も同じように行なう。

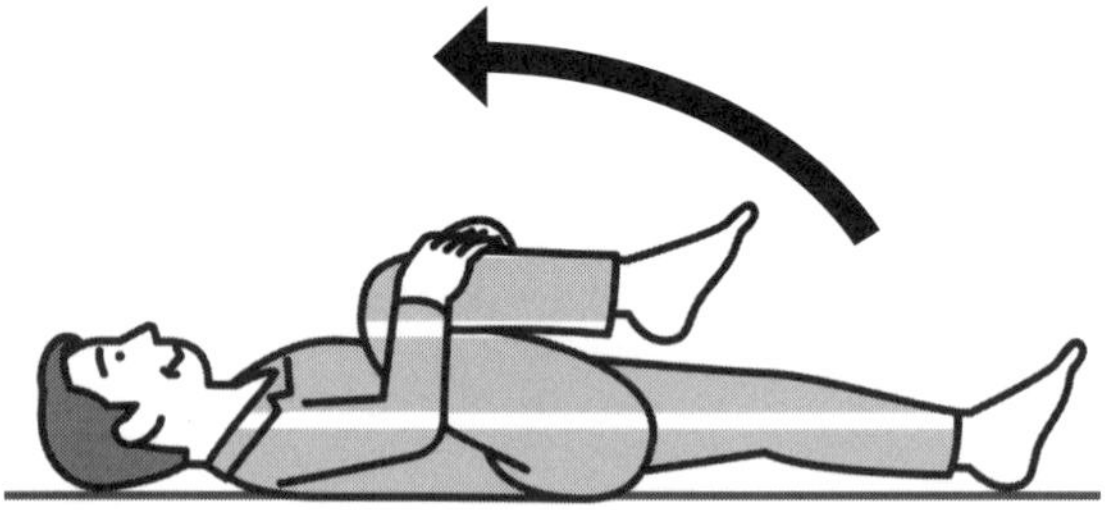

● ①〜③を3回くり返す
● 1日2〜3セットを目安に行なう

● ⑤体幹を鍛える

体幹とは、胴体の中心（内部）にあり、体を動かす際の「軸」になる部分です。**体幹が弱いと、スポーツをするだけでなく、ふだんの生活の動作でも、腰によけいな負担がかかりやすくなります。**

体幹を鍛える方法としておすすめなのが、腹筋運動です。第1章で紹介した「腰にやさしい腹筋運動」をやってみましょう。

また、「お腹へこませ深呼吸」というエクササイズもおすすめです。

「お腹へこませ深呼吸」とは、お腹をへこませたり、ふくらませたりする動きで、体幹を鍛える呼吸法です。

インナーマッスル（深層筋）の1つである腹横筋や、体幹を外側から支えている内腹斜筋などを鍛えることができます。

腰痛の予防はもちろん、ぽっこりお腹の解消や、姿勢の改善などにも効果があります。

また、横になった状態で行なうことができ、難しい動作も求められないので、**体力が弱っている高齢の方にもおすすめ**できます。

「お腹へこませ深呼吸」のやり方は、次の通りです。さっそくやってみましょう。

○「お腹へこませ深呼吸」

① あお向けに寝て、ひざを立てる。

② お尻の穴を引き締め、背中の筋肉に力を入れる。

③ 鼻から息を吸い、お腹をふくらませる。

④ 口をすぼめて、お腹をへこませながらゆっくり息を吐く（10秒以上）。

⑤ ゆっくり息を吸いながら、お腹をもとに戻す。

- ②～⑤を10回くり返す
- 1日2～3セットを目安に行なう

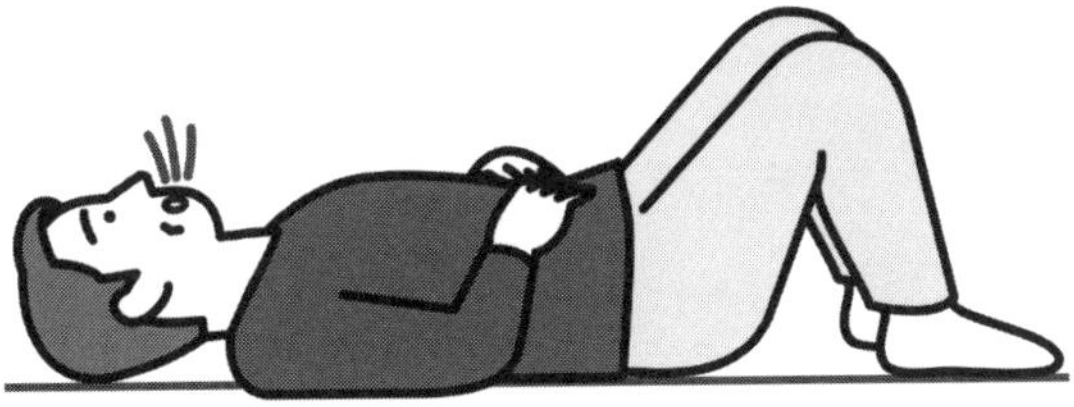

第 4 章

脊柱管狭窄症を遠ざける生活習慣

「反り腰」は脊柱管狭窄症〝予備軍〟

脊柱管狭窄症には、これまでの生活習慣が大きく影響しています。悪い習慣をやめて、よい習慣を取り入れる。それが、脊柱管狭窄症を遠ざけることにつながります。

まず、意識してもらいたいのは「姿勢」です。とくに脊柱管狭窄症の患者さんは、反り腰になっている人が少なくありません。

第1章で説明したように、反り腰とは、腰椎の前弯《ぜんわん》（前方に向かうカーブ）がふつうの人よりきつくなっている状態です。安静にしていても神経が圧迫されるため、痛み・しびれがひどくなります。

自分が反り腰かどうかをチェックする、簡単な方法があります。

下のイラストのように、硬い床の上にあお向けに寝て、両足をまっすぐ伸ばします。そして、手を腰の下にすべり込ませてみてください。

指が入るくらいのすき間は正常の範囲内です。腰椎には前弯があ

反り腰チェック法

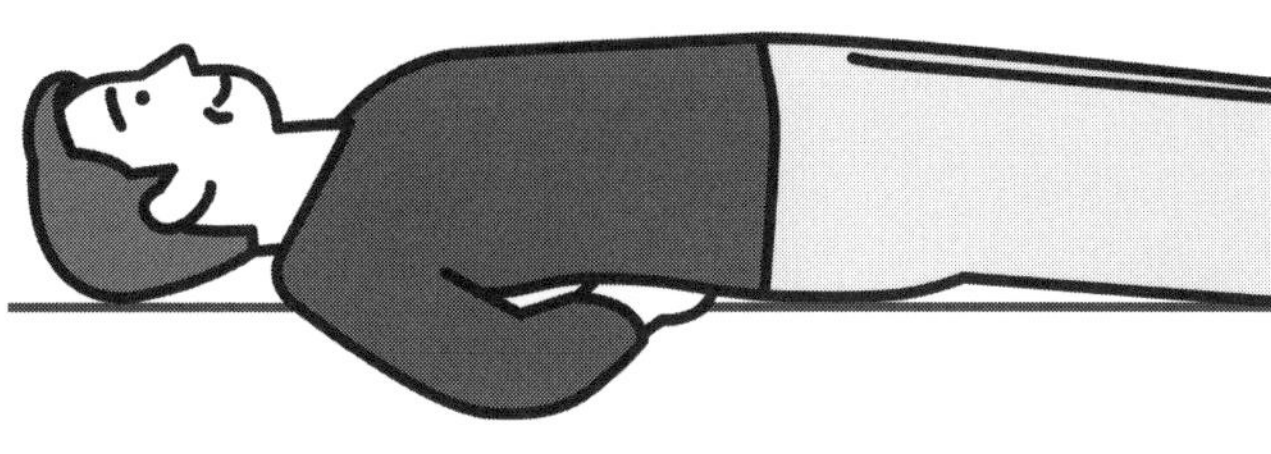

りますから、腰の下にスペースができるのはおかしくありません。

しかし、手のひらまで入るようであれば、前弯がきつくなっている可能性があります。

さらに、**握りこぶしが入るほどのすき間がある場合は、重度の反り腰**である可能性があります。

みなさんは、いかがでしたでしょうか?

反り腰のサインが見られた方は、次からご紹介する悪化させない座り方・寝方を実践してみてください。

○負担を軽減させる座り方とは

みなさんは、1日何時間くらい椅子に座っているでしょうか。デスクワークをされている人は、1日8時間くらい座りっぱなしという人も少なくないようです。

少しでも腰への負担を減らすため、以下のポイントに注意してください。

●骨盤を立てて深く座る

椅子にできるだけ深く腰かけ、お尻を背もたれに近づけましょう。このとき、骨盤を立てることを意識します。骨盤を立てるとは、お尻の下にある硬い骨（座骨）に体重を均等にのせ、骨盤が前にも後ろにも極端に傾かないようにすることです。これにより、脊椎全体のバランスが整い、腰の負担が軽くなります。

●自然な背筋の伸びを保つ

背筋を無理に伸ばしすぎたり、胸を過度に張ったりしないよう注意しましょう。かといって、猫背もダメです。自然に背筋が伸びた状態を保つことを意識しましょう。

座る際は、股関節の角度を90度よりやや広げ、110度くらいにすると、より安定した姿勢を保ちやすくなります。**背筋をまっすぐに保ったまま、上半身を少し後ろに傾けるイメージ**です。さらに、背もたれに軽くもたれることで、腰への負担が分散され、長時間座っていても疲れにくくなります。

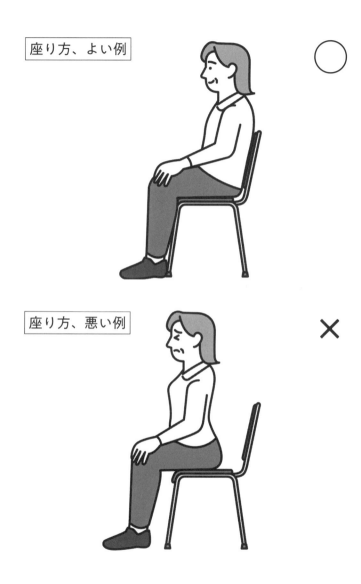

座り方、よい例

座り方、悪い例

●定期的に姿勢を変える

これが一番大事な点かもしれません。どんなによい姿勢でも、長時間同じ状態を続けることは避けましょう。30分から1時間ごとに、軽く体を動かしたり、立ち上がって歩いたりするなど、姿勢を変えることが重要です。これにより、筋肉の緊張をほぐし、血行を促進することができます。また、座っているときも、上半身を軽くストレッチしたりするなど、**小さな動きを取り入れることで、体への負担を分散させることができます。**

これら3つのポイントを意識して実践することで、腰への負担を軽くして、快適な座位姿勢を維持できます。

●足を組まない

足を組んで座る、このような習慣がある方は多いと思います。

一見快適に感じられますが、長時間続けると体に悪影響を及ぼす可能性があります。

足を組んで座ることで、骨盤が固定され、姿勢が保ちやすくなるので、安定しているように感じます。が、骨盤が傾き、腰の自然なカーブが崩れ、片側の腰に負担が集中しやすくなります。血行不良や神経への圧迫が起こる可能性もあります。

基本は足を組まず、両足を床につけて座ることが理想的です。足を組む習慣をなかなか変えられない場合は、左右交互に組み替えて、バランスを取るなどして、長時間同じ姿勢を続けないようにしましょう。

●床に座るとき

床に座る際は、座椅子を使ったほうが、腰の負担を軽くできます。座椅子を使って座る際に注意することは、先述の椅子の座り方とほぼ同じです。以下の点を意識しましょう。

・深く腰かける
お尻を座椅子の奥までしっかり入れ、骨盤が後ろに倒れないように意識します。

・背もたれを活用する
背もたれに軽く寄りかかることで、背筋を無理なく伸ばし、腰への負担を分散させます。

・適度に体勢を変える
長時間同じ姿勢を続けると血流が悪くなるため、ときどき体勢を変えたり、軽く体を動かしたりすることも大切です。

・ひざの角度を調整する

ひざを軽く曲げ、足を自然に前に伸ばすとリラックスしやすくなります。クッションなどを足もとに置くと、より快適になります。

床に座る際には、このように座椅子を正しく使ってください。骨盤をサポートする効果のある、市販の姿勢矯正クッションを使うのもよいでしょう。

◯ あお向け寝は反り腰を助長する

みなさんは寝るとき、どんな姿勢で寝ていますか？　多くの人は、あお向けで寝ているのではないでしょうか。

あお向けで寝ると、脊柱管狭窄症の方にとってよくない場合があります。とくに反り腰の方は、あお向けになると腰とマットレスの間にすき間ができやすく、腰が反りすぎてしまいます。その結果、神経が圧迫されやすくなり、痛みやしびれが強くなることがあります。

「朝起きたときに足のしびれや痛みがひどくなっている」という方は、寝ている間に腰に負担がかかり、神経への圧迫が強くなっている可能性があります。

それなら、うつぶせがよいのかというと、そうではありません。うつぶせの姿勢もまた、腰に大きな負荷がかかります。

うつぶせで寝ると、重力によって腰が前方へ押される形になるため、反り腰がますます進行する可能性がありま す。その結果、神経への圧迫が強くなり、痛み・しびれが出たりする危険性があります。

脊柱管狭窄症の人におすすめの寝方は、「横向き寝」です。軽く背中を丸めるようにして、横向きで寝るようにしてください。

ひざの間にクッションを挟むと、より自然な姿勢を保つことができま

おすすめの寝方

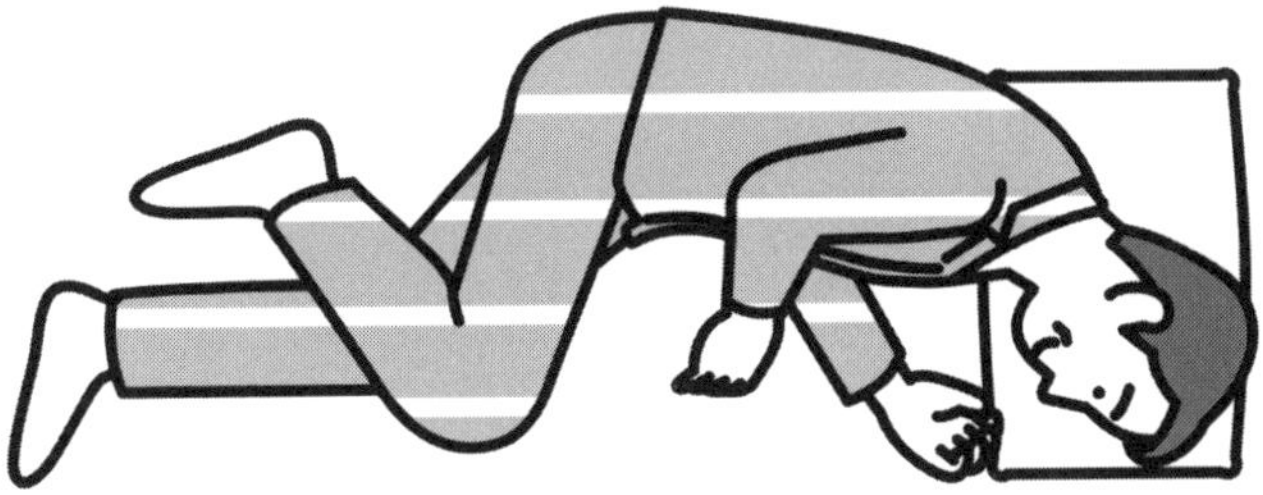

す。ひざとひざがぶつかることで、痛みが出ることも防いでくれます。

「ひざ枕」「レッグピロー」といった名前で市販されていますので、横向き寝に慣れていない人は、試してみるのもよいでしょう。

また、寝具選びも大事なポイントです。とくにマットレス（または敷きぶとん）の選び方が大切なポイントになります。

やわらかすぎるマットレスは、弾力が不足するので、体が沈み込みすぎて腰に負担をかけてしまいます。かといって、硬すぎるマットレスも体のラインに沿わず、特定の部分に圧力がかかってしまいます。

マットレスは中等度の硬さのものを選びましょう。

硬すぎずやわらかすぎない、理想的な弾力は次のとおりです。

・マットレスと腰の間にすき間がない
・腰が沈み込みすぎない（背骨が自然なＳ字カーブを保つ）
・体に圧迫感がない

可能なら、実際にマットレスに横になって試してみることが一番です。これらのポイントを参考に、自分に合った「ちょうどいい硬さ」のマットレスを選ぶことで、快適な睡眠環境を整えることができます。

このようなマットレスであれば、腰や背骨にかかる負担が軽くなり、かつ脊椎を正しい位置に保つのに役立ちます。

枕の高さは、高すぎても低すぎても体に負担をかける原因になります。**枕が高すぎると、首が前に曲がって肩や首の筋肉に負担がかかる**ことがあります。一方で、枕が低すぎる場合、あお向けで寝たときに頭が後ろに傾き、腰が過剰に反ってしまう可能性があります。

枕を選ぶ際は、以下のポイントを参考にしてください。

・あお向けで寝たときに、枕が首の隙間をしっかりサポートしているかを確認する。
・横向きで寝たときに、頭と背骨が一直線になる高さかどうかを試す。
・首や肩の負担を感じないか、寝心地を実際に試してみる。

横向き寝がしやすくなる、「横向き寝専用枕」も市販されていますので、試してみるのもよいでしょう。

日常生活に潜む危険ワースト3

1　顔を洗うときは気をつけろ！

朝、洗面所で顔を洗うとき、腰が痛くてつらいとおっしゃる患者さんがよくいらっしゃいます。

そもそも寝起きは、腰の痛みが強くなる傾向があります。寝ているときは、腰の筋肉が緊張して硬くなりやすいからです。

その要因となるのが、寝ているときの姿勢が悪いことと、寝具が合っていないことです。

朝、顔を洗うのがつらいという人は、先ほどお伝えした「横向き寝」をやってみることと、自分に合ったマットレスやふとんにすることを、まず試してみてください。

また、睡眠中の冷え、筋肉のコリも要因の1つになります。

人の体温は、午前3～5時がもっとも低いと言われています。体温が下がると、体は熱を逃がさないように血管を収縮させるので、血行が悪くなり、筋肉が冷え、コリが起こりやすくなります。その結果、腰に痛みが出やすくなるのです。

血行をよくして筋肉をほぐすために、朝起きたらまず、第1章でご紹介したストレッチをやるとよいでしょう。

筋肉が温まってくると、症状がやわらぎます。頭もすっきりするので、気持ちよく一日のスタートを切ることができるでしょう。

それでも顔を洗うのがつらい人は、姿勢を工夫してみてください。少し工夫することで、腰への負担を大きく減らすことができます。多くの人が無意識にとってしまう腰に悪い姿勢と、おすすめの姿勢を比較しながら説明します。

●悪化させる姿勢

・両足をそろえて立つ

・背中をまっすぐに伸ばしたまま前に曲げる

この姿勢では、腰に大きな負担がかかり、とくに腰痛持ちの方は痛みを感じやすくなります。

●おすすめの姿勢

・足を肩幅くらいに開き、片方の足を少し前に出します。これにより安定した姿勢がとれます。

ひざを軽く曲げ、お腹を少し前に出すようにして、ゆっくりと前かがみになります。この動作によって、腰椎ではなく股関節を曲げやすくなるので、腰へかかる負担をやわらげます。

顔の洗い方、よい例

○

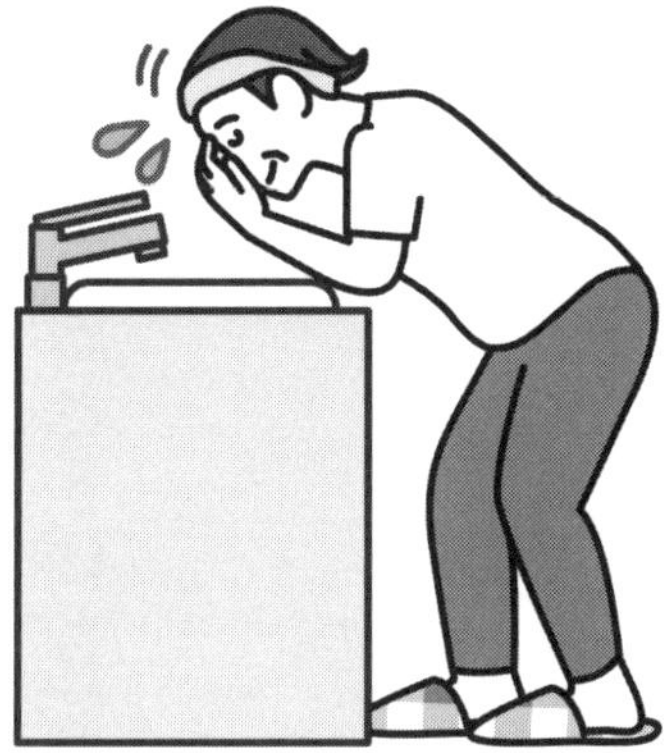

顔の洗い方、悪い例

×

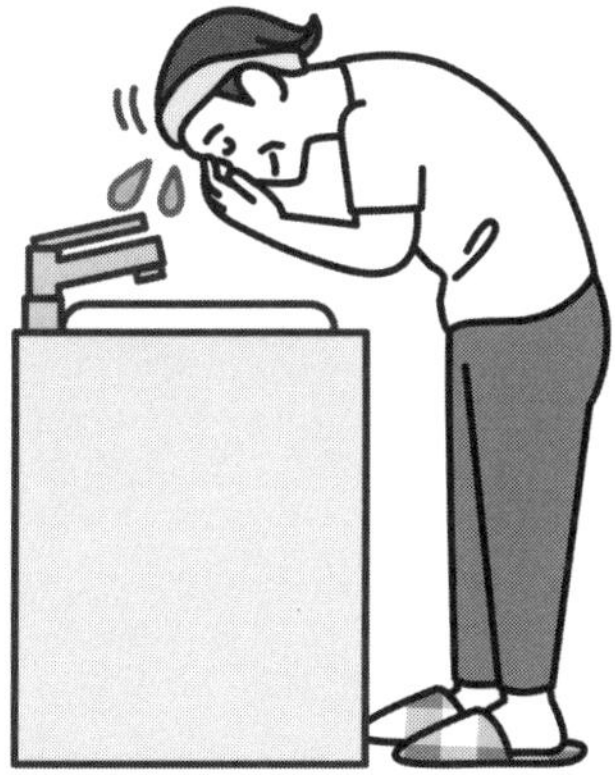

可能であれば、洗面台にひじをつけて体を支えます。これにより、さらに腰への負担が軽くなります。

2 家事をするときにも気をつけて

家事をするときは、注意すべきシーンが3つあります。

●シーン1 買いもの

お米やミネラルウォーターなど、重いものを持ったり、運んだりする場合は、できるだけ手で持たないようにしてください。

お店ではショッピングカートを使う、行き帰りはシルバーカーを使うなど、腰へ負担をかけないように心がけましょう。

●シーン2　掃除

掃除は、腰に負担がかかりやすい家事の1つです。腰に負担をかけないために、以下のポイントを意識しましょう。

1．掃除機の選び方と使い方

長い柄の掃除機を選びましょう。これにより、腰に負担がかかる姿勢を避けることができます。掃除機は体の横に持ち、足を前後にずらして立つことで腰への負担を軽減できます。

2．床拭きの工夫

従来のぞうきんがけは腰に負担がかかります。代わりにフローリングワイパーのような長い柄がついた道具を使用しましょう。これにより、立ったまま床を拭くことができ、腰を曲げる回数を減らせます。

3．正しい姿勢と動き方

低い場所の掃除をする際は、腰を曲げるのではなく、ひざを曲げてしゃがむ姿勢を心がけましょう。また、窓や棚を拭くときは、腕だけでなく体全体を使って動くことを心がけてください。腕だけで拭こうとすると、知らず知らずのうちに腰をひねってしまいます。

代わりに、足を少し開いて立ち、体全体を左右に動かしながら拭き掃除をしましょう。

●シーン3　洗濯

とくに洗濯物を干す際に腰への負担が大きくなりがちです。腰にやさしい洗濯物の干し方をご紹介します。

1. カゴの位置を高くする

洗濯カゴを床に置くのではなく、椅子や台の上に置きましょう。腰を深く曲げずに洗濯物を取り出せます。

2. 姿勢に注意する

洗濯物を取り出す際は、ひざを軽く曲げ、背筋をまっすぐに保ちます。体をひねる動きは避け、体全体を向けて作業しましょう。

3．小分けにする

洗濯物が多い場合は、カゴに入れる量を減らし、何度かに分けて運びます。一度に多くの重さを持ち上げることを避けられます。

このような工夫で、腰への負担を減らしながら洗濯物を干すことができます。

3　重いものを持つときは気をつけろ！

腰に負担がかかるシチュエーションの代表格は、「重いものを持つとき」でしょう。とくに、床に置いてあるものを持ち上げるときは、注意が必要です。

やはり、なるべく前かがみにならないことが重要です。ひざを曲げて、しゃがんだ状態からゆっくり持ち上げるようにしてください。

また、ものではありませんが、お孫さんを抱っこするときも、十分注意してください。成長したお孫さんに久しぶりに会ったら、思ったより体重が増えていて、抱っこしたときに急激な負荷がかかる、などということもあり得ます。無理のない範囲で、姿勢に気をつけながら抱っこするようにしましょう。

また、腰をねじる動きは、知らず知らずのうちに腰に負担をかけてしまいます。

たとえば、**車の乗り降りの際に勢いよく体をひねると、腰に強い負担がか**

床に置いてある物の持ち上げ方、よい例

◯

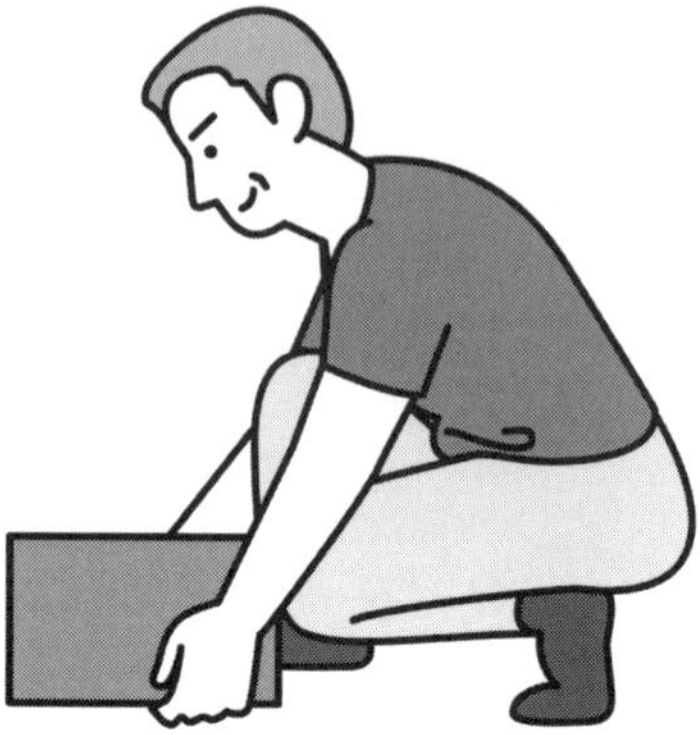

床に置いてある物の持ち上げ方、悪い例

✕

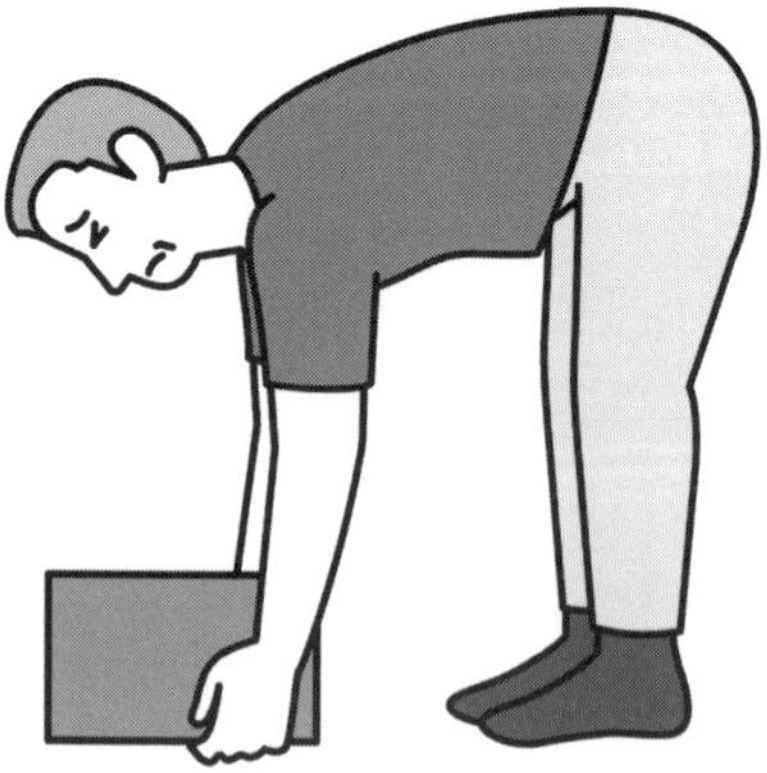

かりやすくなります。乗るときは、先にお尻をシートに乗せてから足を入れる、降りるときは足を先に外に出してからゆっくり体を回す、というように、乗り降りの際もできるだけ腰をねじらない、スムーズな動きを意識しましょう。

急な動作を避け、つねにゆっくりとした動きを心がけることが大切です。

食事を軽く見ると、腰の負担が重くなる

糖尿病、高血圧、心疾患など、さまざまな病気のリスクを高める「肥満」。じつは、脊柱管狭窄症のリスクも高めることをご存じでしょうか。

私たち人間は、進化の過程で直立二足歩行（足と胴体を地面に対して垂直に立てた状態で歩行すること）という、他の動物には見られない機能を獲得しました。

その結果、重力による垂直方向の負荷が、腰にかかるようになりました。まさに腰痛は、人類の宿命とも言えるのです。

肥満の人は、よぶんな荷重がつねに腰にかかっているということです。そ

のことが、脊柱管狭窄症を引き起こす要因の1つになります。

自分が肥満かどうかをチェックするには、まず自分の適正体重を知ることです。適正体重は、次の式で求めることができます。

身長（m）×身長（m）×22・5＝適正体重

165センチの人なら、「1・65×1・65×22＝59・895キログラム」が適正体重になります。もし、それより超えているなら、できるだけ適正体重に近づけるように心がけてください。

○問題は太りすぎよりも「やせすぎ」

ただし、高齢者に関しては、肥満よりも「やせすぎ」が心配です。

厚生労働省の「国民健康・栄養調査」（２０２２年版）によると、適正体重を下回っている人の割合は、男性の場合、75～79歳で15・9％、80～84歳で11・5％、85歳以上では27・1％となっています。一方、女性では、75～79歳で21・1％、80～84歳で22・9％、85歳以上では25・6％と報告されています。

やせていればよいというわけではありません。**筋力不足で体重を支えることが難しくなり、腰に負荷がかかりやすくなる**からです。

太っている人も、やせている人も、どちらも適正体重に近づける努力が必要なのです。

やせている人が、適正体重に近づけるには、バランスの取れた食事を3食しっかり取ることです。

具体的には、5大栄養素と呼ばれる、糖質・脂質・たんぱく質・ビタミン・ミネラルを、バランスよく摂るようにしてください。

3食しっかり取らないと、この

5大栄養素とその食材

糖質（エネルギー源になる）	ごはん、パン、うどん、じゃがいも、バナナ、砂糖 など
脂質（エネルギー源になる）	サラダ油、オリーブオイル、バター、マヨネーズ、ベーコン など
たんぱく質（体をつくる）	肉、魚、卵、チーズ、豆腐、納豆 など
ビタミン（体の調子を整える）	キャベツ、にんじん、ブロッコリー、りんご、みかん、いちご など
ミネラル（体の調子を整える）	牛乳、小魚、わかめ、しじみ、きのこ など

ような「フレイルサイクル」と呼ばれる状態に陥る恐れがあります。
「フレイルサイクル」とは、栄養不足によって筋力や体力が低下し、それによって活動量が減ることで、体全体が弱ってしまう状態のことです。

こうした「負の循環」に陥ると、要介護、寝たきり、認知症などのリスクが高まります。

ご高齢のみなさんは、しっかり栄

「フレイルサイクル」の仕組み

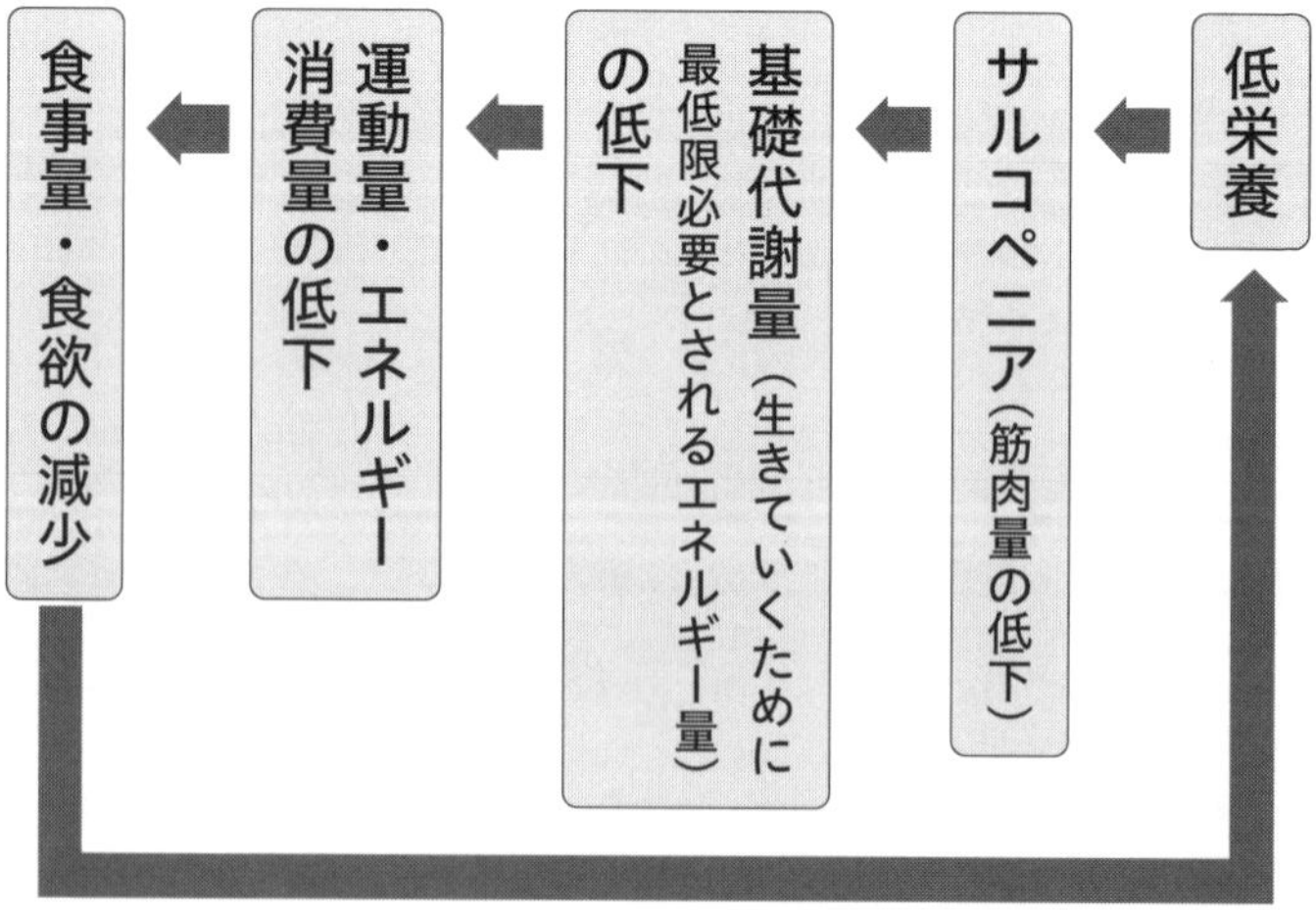

養を摂ることを意識してください。

○高齢者こそ「肉と魚」

先ほどの5大栄養素のうち、高齢者にとってもっとも重要なのは、たんぱく質です。

たんぱく質は、筋肉をつくるもとになります。たんぱく質が不足すると筋肉が衰え、動くのがおっくうになります。

たんぱく質は、肉、魚、大豆、卵、乳製品などに豊富に含まれています。とくに魚は脂

たんぱく質が豊富な食材

牛乳	コップ1杯（200㎖）あたり6.8g
卵	1個（50g）あたり6.1g
納豆	1パック（40g）あたり6.6g
牛もも肉	100gあたり19.5g
まぐろ赤身	100gあたり25.4g

質が少なく、消化吸収もよいため、効率よくたんぱく質を摂ることができます。

厚生労働省の「日本人の食事摂取基準」（２０２０年版）によると、65歳以上の男性は１日に60グラム、女性は50グラムのたんぱく質を摂ることが目標とされています。

しかし、若いときよりも食が細くなった人などは、この目標を達成するのは難しいかもしれません。

そんな人は、おやつに牛乳を飲んだり、ヨーグルトを食べたりして、たんぱく質不足をおぎなうようにしましょう。

あるいは、プロテインを飲むのもおすすめです。プロテインの粉末を、水や牛乳で溶かして飲みます。**プロテイン1杯で、20グラムほどのたんぱく質を摂ることができます。**

2021年に亡くなられた、小説家で尼僧の瀬戸内寂聴《せとうちじゃくちょう》さんは、99歳で亡くなる直前まで、毎日のように牛ステーキをペロリと平らげていたといいます。もしかすると、それが長寿の秘訣だったのかもしれません。

たんぱく質を積極的に摂って、瀬戸内寂聴さんのようにいつまでも元気で、長生きを目指しましょう。

第 5 章

脊柱管狭窄症の治療と病院選び

病院選びのコツ

脊柱管狭窄症を悪化させないためには、なるべく早めに専門医の診察を受けることが大切です。

そのとき、多くの人の頭に浮かぶのが、次の疑問ではないでしょうか。

「脊柱管狭窄症って、どの病院に行ったらいいんだろう?」

結論から言いますと、**整形外科、または脳神経外科**を受診してください。

整形外科は、骨、関節、筋肉、靭帯、神経といった運動器の疾病・外傷を扱う診療科です。脊柱管狭窄症といえば、まず整形外科を思い浮かべる人が多いのではないでしょうか。

一方、脳神経外科は、脳、脊髄、神経全般の疾病・外傷を扱う診療科です。具体的には、次のような疾患を扱います。

・脳梗塞、脳出血、くも膜下出血などの脳血管障害
・脳腫瘍、脊髄腫瘍
・脊柱管狭窄症、椎間板ヘルニアなどの脊椎疾患
・顔面けいれん、三叉《さんさ》神経痛などの機能性疾患

脊柱管狭窄症は神経の圧迫によって引き起こされる病気ですから、意外に

思われる方が多いかもしれませんが、脳神経外科の専門分野でもあります。

大まかにいえば、脊柱管狭窄症に対して、骨からアプローチするのが整形外科的な視点、**神経からアプローチするのが脳神経外科的な視点**であるともいえます。しかし、実際の診療では、骨の問題と神経の問題の両方をしっかりと考える必要があります。どちらか一方だけではなく、両方の視点を組み合わせて治療を進めることが大切なのです。これにより、より安全で効果的な治療が可能になります。

○ ポイントは「脊椎を専門にしているか」

整形外科と脳神経外科のどちらでも診療を受けられますが、それぞれの病院や医師によって得意分野があります。可能であれば、脊椎外科を得意としている病院・医師に診てもらったほうがよいでしょう。

脊柱管狭窄症が得意分野であるかどうかを判断するには、「脊椎を専門にしているか」という点に注目してください。

病院のホームページを見れば、ある程度、判断がつきます。とくに、医師の経歴、資格、所属学会、学会発表などをチェックしてみてください。

そこに、**「脊柱管狭窄症」とか「脊椎」といったキーワードがあれば、脊柱管狭窄症を得意としている**のだろうと推測することができます。

また、たとえば私のクリニックは「よしむら脳神経・脊椎外科クリニック」という名称ですが、病院の名前や診療科名に「脊椎外科」（あるいは「脊髄外科」）と入っていれば、脊柱管狭窄症を得意としていると判断できます。
まずは病院の公式サイトで診療内容を確認し、それでも不明な点があれば「脊柱管狭窄症の治療に対応していますか？」と問い合わせるのもよいでしょう。

病院選びの基準としてもう1つ重要なのが、「顕微鏡手術」と「内視鏡手術」のどちらを採用しているかです。両者にはそれぞれの特徴がありますが、詳細についてはのちほど解説します。

私のクリニックでは内視鏡手術を取り入れています。**内視鏡手術は手術の傷が小さく、術後の痛みが軽いこと、退院が早いことなど、患者さんにとってさまざまなメリットがある**ためです。

ただし、顕微鏡手術もとても優れた方法で、細かい部分までしっかりと確認しながら安全に手術を行なうことができます。どちらの手術方法を選ばれるかは、患者さんの症状や状態、そして手術を担当する医師が得意とする方法によって変わってきます。

現在、内視鏡手術を行なっている病院はまだそれほど多くありません。もし内視鏡手術をご希望の場合は、まず病院のホームページなどで情報を確認し、内視鏡手術に対応しているか確認しましょう。詳細がわからない場合は、病院に問い合わせるのもひとつの方法です。

自分に合った治療・施術を選ぶために

脊柱管狭窄症の治療には、運動療法、物理療法、内服療法、ブロック療法、外科療法、おもにこの5つがあるとお伝えしました。

私のクリニックで実際に行なっているのは、内服療法、ブロック療法、外科療法の3つです。

運動療法に関しては、第1章でお伝えしたストレッチとトレーニングや、第3章でお伝えしたウォーキングなどの運動を、患者さんの症状や体力に合わせて提案・指導しています。

ただちに手術が必要な重症の患者さんは別として、たいていの患者さんは、内服療法（薬を飲むこと）からスタートします。

薬では痛み・しびれを取り切れない場合は、患者さんと相談のうえ、ブロック療法（ブロック注射）を行ないます。

外科療法（手術）は、それでも痛み・しびれが取れず、日常生活に支障をきたしている患者さんに対して行ないます。

「病院に行ったら、すぐに手術しなさいと言われそうで怖くて……」

そう思い込んで、病院に行くのをためらう人もいるようですが、実際はそんなことはありませんので、安心してください。

物理療法とは、電気刺激、温熱、牽引、マッサージなどの治療の総称です。これらは筋肉の緊張をやわらげたり、筋肉のこわばりからくる痛みを緩和したりする効果はあるかもしれません。ただし、脊柱管狭窄症による神経の痛みやしびれに対しては、直接的な効果は限られると考えています。

また、**牽引やマッサージによって狭くなった脊柱管が広がるということは、医学的には証明されていません。**同じように、整体、鍼灸、カイロプラクティックなどの代替療法についても、筋肉の緊張をやわらげる効果があるかもしれませんが、それが脊柱管狭窄症の根本的な症状改善につながるかどうかについては、はっきりとした医学的根拠がありません。

ただし、これらの施術がリラックスや痛みの緩和に役立つと感じる方もいらっしゃいます。施術を受ける際は、その限界を理解したうえで、信頼できる施術者に相談されることをおすすめします。

○ 湿布で痛みは取れるのか

そもそも、「痛み」には3つの種類があるとされています。

1つ目は、キズや打撲、骨折などによって起こる痛み（侵害受容性疼痛）。2つ目は、神経が障害されることで起こる痛み（神経障害性疼痛）。そして3つ目は、ストレスなど心理的な要因で起こる痛み（心因性疼痛）です。

脊柱管狭窄症の痛みは、2番目の神経障害性疼痛です。神経障害性疼痛に効果のある内服薬には、次のようなものがあります。

・ミロガバリン（商品名：タリージェ、副作用：眠気、めまい、体重増加など）

・プレガバリン（商品名：リリカ、副作用：ふらつき、めまい、肥満など）
・トラマドール（商品名：トラムセット、副作用：便秘、吐き気、嘔吐、傾眠、食欲減退など）
・デュロキセチン（商品名：サインバルタ、副作用：吐き気、眠気、倦怠感など）

また、神経への血流を増やして症状を改善させる内服薬には、次のようなものがあります。

・リマプロスト（商品名：オパルモン、プロレナール、副作用：腹部不快感、発疹など）
・ワクシニアウイルス接種家兎《かと》炎症皮膚抽出液（商品名：ノイロトロピン、副作用：胃部不快感、吐き気、食欲不振など）

私のクリニックでは、患者さんの病状に合わせて、これらの内服薬を処方しています。これらは医師の診察を受けたうえで処方される薬で、市販薬とは少し違います。市販薬は手軽に購入でき、痛みをやわらげたり、症状を緩和するのに役立つこともありますが、処方薬は専門的な診断に基づき、その人に合った治療を行なうための薬です。

ドラッグストアなどで手軽に購入できる市販薬としては、非ステロイド性抗炎症薬、いわゆる「ロキソニン」などがあります。

しかし、**医学的には、神経の痛みに対して有効とはいえません。**いま挙げたような、神経の痛みに効果のある薬を、専門医に処方してもらうことをおすすめします。

ちなみに、市販薬といえば、こんな質問を受けることがあります。

「湿布や塗り薬で、痛みは取れますか？」

こちらもやはり、神経の痛みに対しては有効とはいえません。筋肉の痛みを取ったり、コリをほぐしたりする効果はありますが、**脊柱管狭窄症の痛み・しびれを取りたいなら、神経に作用する薬を専門医に処方してもらったほうが確実**でしょう。

○代表的な3つの漢方薬

私のクリニックでは、漢方薬については基本的に積極的な処方は行なっていませんが、患者さんの希望や状況に応じて相談し、一部の漢方薬を使用する場合があります。代表的な3種について説明します。

「疎経活血湯《そけいかっけつとう》」は、腰から足の痛みやしびれ、こわばりをやわらげる働きがある漢方薬です。とくに東洋医学で「瘀血《おけつ》」と呼ばれる、血の流れが悪くなり、体の中に滞っている状態を改善する効果があるとされています。

神経の症状だけでなく、関節や筋肉の動きをスムーズにする効果が期待できます。

「牛車腎気丸《ごしゃじんきがん》」は、体力が落ちて疲れやすく、腰や足が冷えやすい方のしびれや痛み、むくみ、排尿の悩みなどに使われる漢方薬です。東洋医学で「腎虚《じんきょ》」と呼ばれる、体のエネルギーが衰えた状態を改善する働きがあります。体を温め、足腰の冷えやむくみなどの症状をやわらげる効果が期待できます。

「八味地黄丸《はちみじおうがん》」も、東洋医学の概念で「腎虚」を改善させる目的で処方されます。牛車腎気丸と比べると、むくみや排尿のトラブルへの効果は少し弱めですが、体力が落ちている方や、冷えや腰の痛みが気になる方には効果が期待できます。

体を温め、疲れやすさをやわらげる働きがあるため、とくに冷えやすい人や加齢による不調を感じる方に向いています。

◯ 半数の患者が手術を回避できたすごい注射とは？

ブロック療法とは、痛みを感じる神経の近くに局所麻酔薬を注射することで、痛みをブロック（遮断）する治療法です。

脊柱管狭窄症だけでなく、首・肩・ひざ・手足など、全身のさまざまな痛みに効果があります。花粉症など、アレルギーの治療にも使われることがあります。

ブロック注射にはさまざまな種類があるのですが、脊柱管狭窄症に対して私たちは**「腰椎神経根ブロック」**を用いています。

私たちのクリニックでは、超音波（エコー）とレントゲンを使って痛み・しびれの原因となっている神経の位置を確認しながら、局所麻酔薬を注射します。施術時間は5分程度です。

神経の近くに注射をすると聞くと、「すごく痛いのでは？」と思われるかもしれません。

ここで少し専門的な話になりますが、神経根ブロックでは、「再現痛」という現象がポイントになることがあります。

再現痛とは、神経に軽い刺激を与えることで、患者さんがふだん感じている痛みと同じ感覚を一時的に引き起こすものです。これにより、痛みの原因となっている神経を特定することができます。ただし、この方法は痛みを伴うため、患者さんにとって負担が大きくなることがあります。

当院では、こうした負担を軽減するために、再現痛をわざと引き起こさず、神経の近くに針を挿入して慎重に薬液を注入する方法を採用しています。この方法は神経を刺激しないため、痛みが強くなることはほとんどありません。そして、十分な効果が得られます。

実際、**多くの患者さんが「思ったより痛くなかった」と安心されています。**

入院の必要もありません。健康保険も適用されます。どうか安心して受けていただければと思います。

ブロック注射は、神経の興奮を麻酔薬でしずめ、一時的に痛みを抑える治療です。そのため、対症療法にすぎない、根本的な治療ではないと思われがちです。

しかし、症状が進んでいない人の中には、ブロック注射で快方に向かう人も少なくありません。

ブロック注射には、血管を広げて血流をよくしたり、痛みによって緊張していた筋肉をやわらげる効果もあります。これらの相乗作用によって、炎症がおさまるものと考えられます。

最新の研究では、ブロック注射によって半数の患者が手術を回避できたという報告もあります。

しかし、ブロック注射を打っても痛み・しびれが再発してしまう人や、症状がかなり進行している人には、これからご説明する外科療法、つまり手術をおすすめしています。

手術が避けられないとわかったら

脊柱管狭窄症の手術には、大きく分けて「除圧術」と「固定術」があります。

除圧術は、神経を圧迫している椎弓や、肥厚した黄色靭帯を切除し、狭くなっている脊柱管を広げる手術です。

固定術は、神経を圧迫している部分を切除したあと、スクリュー（ボルト）で椎骨を固定する手術です。腰椎すべり症などを併発し、不安定性を伴う場合は、こちらの方法をおすすめすることがあります。

一般的に行なわれるのが「除圧術」ですが、同じ除圧術でも、顕微鏡を用いて行なう「顕微鏡手術（正確には顕微鏡下除圧術）」と、内視鏡を用いて行なう「内視鏡手術（正確には内視鏡下除圧術）」があります。

手術が必要な方に対して、私のクリニックでは、多くの場合に、内視鏡手術（内視鏡下除圧術）を提案しています。

じつは、**脊椎の内視鏡手術を行なっている医療機関は、それほど多くありません**。そのため、山形県、島根県など、遠方からわざわざ患者さんがいらっしゃることもあります。

とはいえ、決して顕微鏡を使った手術が劣っているわけではありません。30年ほど前までは、腰を大きく切開し、肉眼で確認しながら行なう「オープン法」が主流でした。

そのころ、脊椎の手術に顕微鏡が取り入れられたことで、神経の細かい部分を確認しながら精密な手術ができるようになり、かつキズの大きさもかなり小さくなりました。

ただ、内視鏡手術は、顕微鏡手術よりもさらに**体への負担を軽くすることができます**。キズ跡が目立ちにくく、術後の痛みが軽く、回復も早いという特徴があります。

患者さんのメリットを考えて、私のクリニックでは内視鏡手術を取り入れています。

顕微鏡手術と内視鏡手術について、さらにくわしく比較してみましょう。

●顕微鏡手術

顕微鏡手術は、手術用の大きな顕微鏡で患部をのぞきながら行なう手術です。**キズ（切開の跡）の大きさは、1か所につき3・5センチ程度**です。

顕微鏡は、脳の手術で使用されることからもわかるように、精密な作業を行なうには最適です。実際、現在も脊椎の手術の多くの場面で顕微鏡が使われています。たとえば脊髄腫瘍の手術は、顕微鏡なしにはできません。

ただ、デメリットというほどのことでもありませんが、あえて課題を挙げるとすれば、キズの下にある筋肉も切開する必要があるという点です。そのため、手術後、1週間ほど鎮痛剤を内服する必要があります。

手術後の入院期間は、病状にもよりますが、7〜10日程度必要です。

●内視鏡手術

内視鏡手術は、内視鏡を挿入して体内をテレビモニターに映し、それを見ながら行なう手術です。

私たちの行なっている内視鏡手術では、キズ（切開の跡）が、1か所の病変につき6～8ミリ程度のものが2つと非常に小さく、筋肉を大きく切開する必要はありません。手術中の出血もわずかです。たとえて言うなら「肉を切らずに骨を断つ」というイメージです。

その結果、手術後のキズの痛みが少なく、回復も早くなりました。

手術の3時間程度後から歩くことができます。トイレに行くことができるので、尿道カテーテル（尿を排出させるための管）も長時間留置する必要はなく、ご希望に応じて抜くことができます。

キズが小さいため、抜糸の必要もありません。

手術の侵襲はかなり抑えられており、患者さんへの身体的な負担を最小限にすることを心がけています。

ただし、安全性を最優先に考え、術後2日は入院していただいています。そのため、8割の患者さんは手術翌々日に退院されています。病状によっては日帰り手術が可能な場合もありますが、十分な安全を確保するために入院期間を設けています。

なお、海外では日帰りで行なわれるケースもあります。

手術後は「マッケンジー体操」で姿勢リセット

手術をすれば、神経の圧迫による痛みはなくなります。ただ、以前と変わらない生活習慣を続けていれば、再び狭窄が起きる可能性はなくはありません。

手術後も、ストレッチ、筋力トレーニングなどのセルフケアを継続し、姿勢などの生活習慣に気をつけることが大切です。

では、手術後は、とくにどんなことに気をつければよいのでしょうか？

●① 姿勢の改善

手術前は神経の圧迫をやわらげるために前かがみの姿勢をとることが多かったでしょう。しかし、手術ですべての狭窄が解消されていれば、もはやその必要はありません。むしろ、前かがみの姿勢は腰に負担をかけるので避けたほうがよいでしょう。

●② 新しい姿勢の習得

長年の前かがみ姿勢が習慣になっている方も多いです。そういった方々には、徐々に背筋を伸ばす姿勢を意識することをおすすめしています。

●③ マッケンジー体操の導入

「マッケンジー体操」と呼ばれる、腰を後ろに反らす運動を取り入れるのも効果的です。これは脊椎の柔軟性を高め、姿勢改善に役立ちます。

ただし、これらの新しい運動や姿勢の変更は、必ず医師や理学療法士の指導や相談をしたうえで行なってください。とくに、**手術するほどではないような軽い狭窄がまだ残っている方には、これらの体操はおすすめしません。**急激な変化は避け、痛みやしびれが出たら即座に中止し、専門家に相談することが重要です。

「ひじ立てリラックス」

①顔を横にしてうつぶせに寝る。深呼吸をしながら3～5分、そのままの状態でリラックスする。
②上半身を起こし、ひじが床についた状態で3～5分ほどキープする。

●1日2～3セットを目安に行なう

①

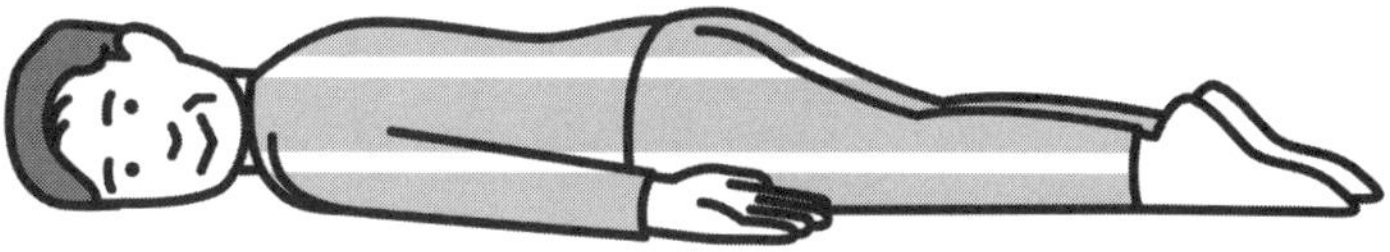

②

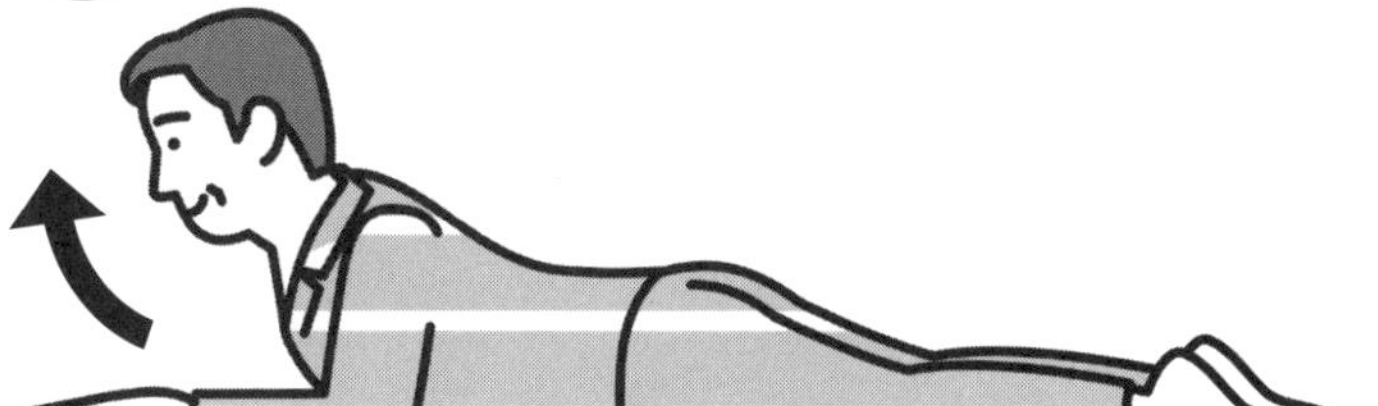

「背中反らし」

①立ち上がり、両足を肩幅に開く。両手は腰にそえる。
②ひざが曲がらないように注意して、上半身を後ろに反らす。背中が伸びているのを意識して、そのまま2秒キープ。
③ゆっくりと①の姿勢に戻す。

●①～③を10回くり返す
●1日2～3セットを目安に行なう

①

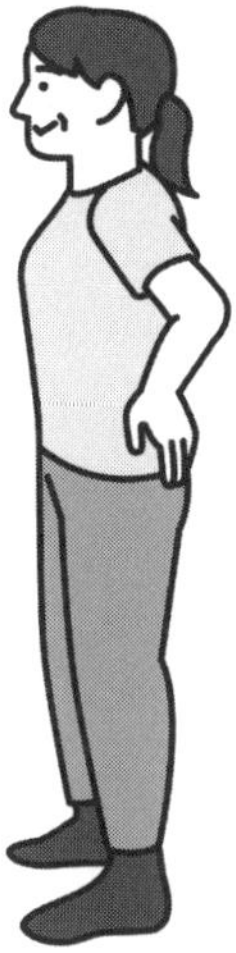

②

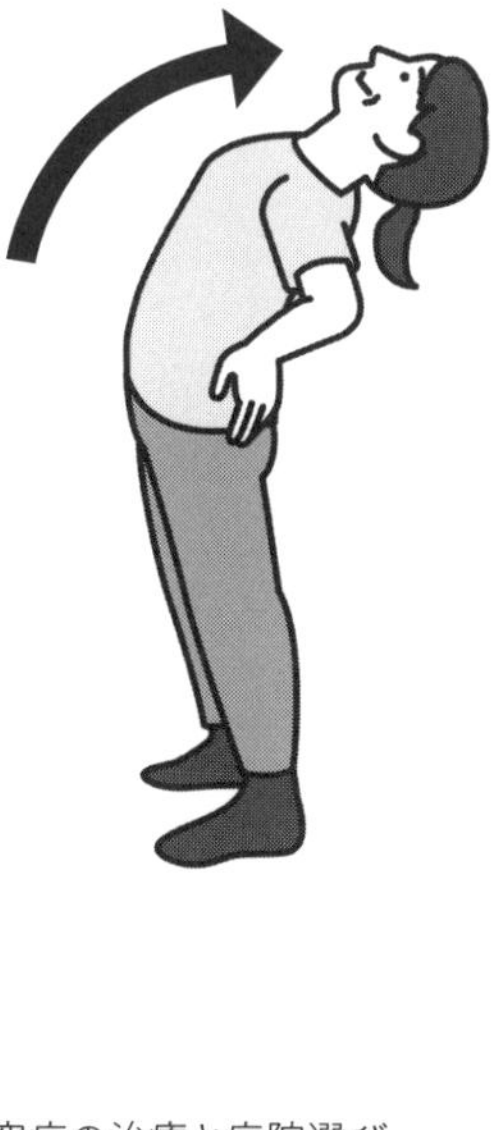

手術の後に残る痛みやしびれの原因

「手術を受けた知り合いから、いまでもしびれがあると聞きました。手術をして、本当によくなるのでしょうか?」

患者さんからよくいただく質問の1つです。

たしかに、手術で神経の圧迫をきれいに取り除けたとしても、しびれが残ったり、ふたたびしびれが起きたりすることは珍しくありません。

ある論文では、手術後、2年経過した患者さんを調査したところ、6割の患者さんにしびれがあったという報告もあります。（出典：Clinical Neurology and

Neuvosorgery）

要因としては、次の４つが考えられます。

●ケース① 神経そのものに変化が起きている

これがもっとも多い要因であると考えられています。

長年にわたって神経が圧迫されていると、神経そのものに変化が起こるケースがあります。

脊柱管狭窄症の手術は、圧迫の原因になっている骨を削ったり、靭帯を除去したりするもので、神経そのものを治療するわけではありません。

そのため、**神経そのものに変化が起きている場合は、しびれが残る**可能性があります。そうならないためには、神経の圧迫を長期間、放っておかないこと。できるだけ早めに、専門医の診察を受けることが重要です。

●ケース②　手術した場所以外にも狭窄がある

神経が圧迫されている場所は、1か所とは限りません。人によっては2か所、3か所と狭窄が見られることもあります。

それらをまとめて、一度の手術で取ってしまうケースもあります。しかし、体への負担や手術のリスクは高くなります。

そこで、**手術が必要なほどではない狭窄については、保存療法で様子を見ることも少なくありません**。

また、通常の除圧術では手術が難しい狭窄もあります。代表的なのが「椎間孔狭窄」で、椎間孔と呼ばれる神経の枝の出口、いわば「骨の窓」のような部分で神経が圧迫されているケースです。この場合、固定術で手術をする必要があります。

固定術は、除圧術に比べて傷の痛みが強く、入院期間も長くなるため、体への負担が大きい手術です。しかし、脊椎をしっかり安定させるという大きなメリットがあります。すべての患者さんに必要なわけではありませんが、一部の方には固定術が適しています。

なお、私たちのクリニックでは、除圧術も固定術も内視鏡を使って行なっており、患者さん一人ひとりの病状に合わせて最適な手術方法をご提案しています。

●ケース③　筋肉の緊張がある

脊柱管狭窄症の手術後、太ももの外側に痛みが出ることがあります。押したり、握ったりすると痛みが出るのが特徴です。左右両方の足に出るケースがほとんどです。

手術前はあまり歩けなかった患者さんが、手術を受けたことで歩けるようになり、活動量が増えたころによく起きる症状です。

筋肉痛のようなものと考えてもらってけっこうです。ストレッチで筋肉をほぐしたり、トレーニングで筋力をつけたりすることで、ほとんどの人はおさまっていきます。

神経の痛みとは違うものなので、マッサージや湿布薬も効果が期待できるでしょう。

●ケース④　梨状筋症候群《りじょうきん》の発症

足の痛み・しびれの原因の1つに、「梨状筋症候群」があります。

梨状筋症候群は、お尻の奥にある梨状筋という筋肉が硬くなり、近くを通る坐骨神経が圧迫されることで、痛み・しびれを引き起こす病気です。

脊柱管狭窄症の手術をした患者さんの中に、この梨状筋症候群が出てくることは少なくありません。
原因ははっきりしていないのですが、ケース③と同様、活動量が増えたことによって起きるのではないかという説があります。

脊柱管狭窄症との見分け方は、座ると痛み・しびれが出ることです。脊柱管狭窄症は座ると症状が軽くなりますが、逆に梨状筋症候群は、お

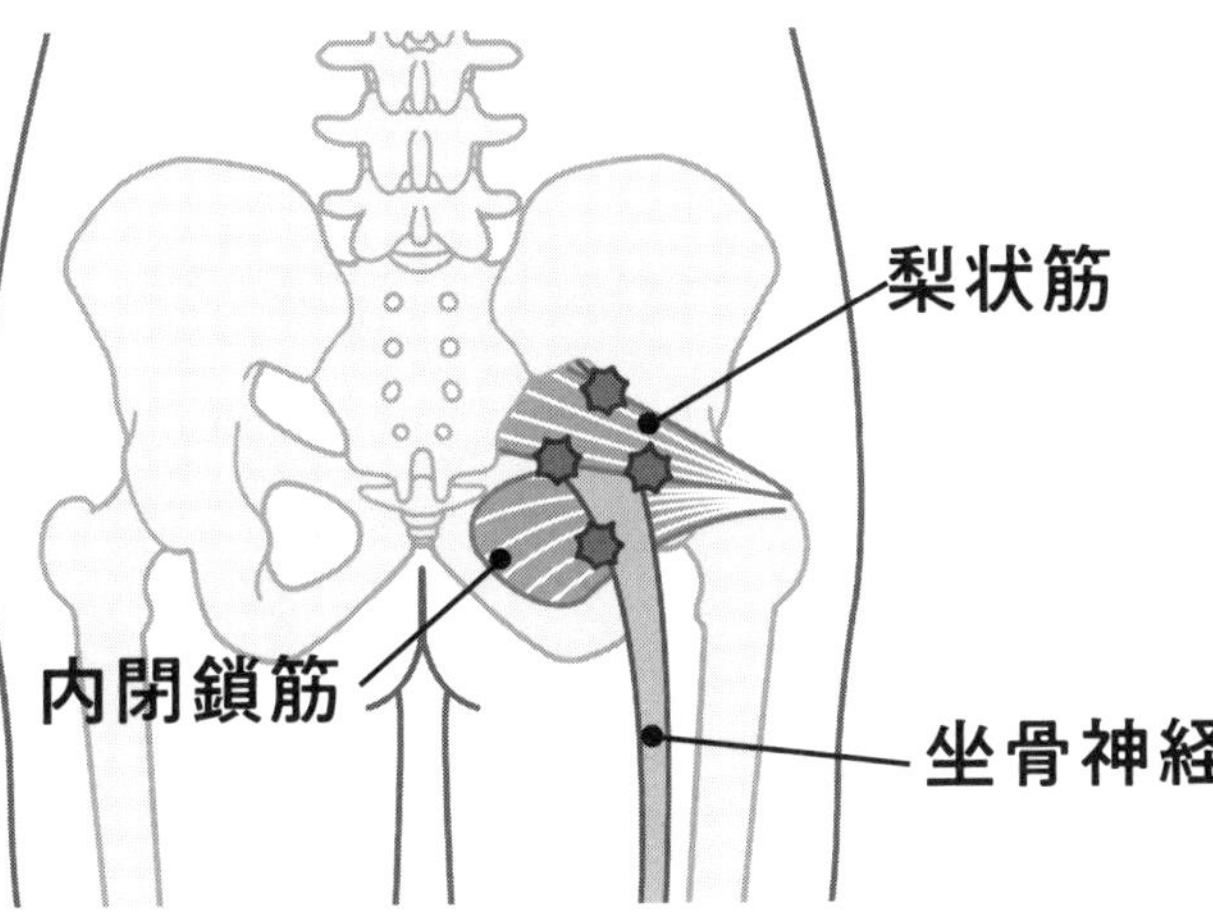

尻を椅子や床につけていると症状がきつくなるのです。

外科療法が必要になるほど悪化することはほとんどありません。坐骨神経へのブロック注射と、お尻まわりの筋肉のストレッチを続けることで、ほとんどの人はおさまっていきます。

脊柱管狭窄症は手術しても再発する？

「手術をしても再発するのでしょうか？」
「何度も手術が必要なのでしょうか？」

こちらも患者さんからよくいただく質問の1つです。
結論から言うと、数度にわたって手術を受ける患者さんは実際にいらっしゃいます。
とはいえ、みなさんが心配されるほど多くはありません。ある調査によると、脊柱管狭窄症の手術をしてから10年間で、5パーセントの人が2回目の手術を受けたそうです。20人に1人の割合です。（出典：European Spine Journal）

再手術が必要になるのは、手術をした場所がふたたび狭くなるケースと、手術した場所とは違う場所が狭くなるケース、2パターンあります。

脊柱管狭窄症の発症は、年齢的な要因と、**長年にわたる腰への負担**が影響しています。手術をして、狭窄を取り除いたとしても、手術前と同じような生活をしていれば、同じ場所がふたたび狭窄してくることはあり得ます。

また、1回目の手術のときには狭窄がなかった、または軽微だった部分も、年月がたてば狭窄が進行することはあり得ます。

患者さんができることは、手術後もストレッチやトレーニングに取り組み、姿勢などの生活習慣に注意して、再発を防ぐことです。痛み・しびれがなくなったといって油断せず、この本に書かれていることを実践するようにしてください。

第6章

最新の研究から
わかってきたこと

脊柱管狭窄症になりやすい人、なりにくい人

脊柱管狭窄症は、年をとれば誰でもなる可能性がある病気です。ただ、その中でも、とくになりやすい人がいます。

まず、女性です。**男性よりも女性のほうが患者が多い**ことが、調査で明らかになっています。

なぜ、女性のほうがなりやすいのでしょうか。一説には、女性ホルモンが関係していると言われています。

脊柱管狭窄症は、閉経後の女性ホルモン（エストロゲン）の減少と深い関係

があります。エストロゲンが減少すると、椎間板の変性（椎間板のクッション性が低下して硬くなり、割れたり膨らんだりすること）や骨密度の低下が進み、腰の骨および軟骨が変形しやすくなるため、脊柱管が狭くなり神経が圧迫されやすくなります。

若いころから腰に負担がかかる仕事に長く携わってきた方は、脊柱管狭窄症になりやすい可能性があります。**私の患者さんの中では、介護の仕事を現在されている方、あるいは過去にされていた方が目立ちます**。介護の仕事では、要介護者を支えたり抱えたりする機会が多く、その際に腰に大きな負担がかかることが原因のひとつと考えられます。

同じように、重い荷物を扱う機会の多い運送業や建設業、前かがみの姿勢が続く農業なども、腰への負担が大きい仕事です。これらの仕事と、脊柱管狭窄症にはなんらかのつながりがありそうですが、まだ決定的な証拠は得られていません。

一方で、「パソコン作業はどうですか？」とよく質問を受けますが、**デスクワークが脊柱管狭窄症の原因になるというはっきりとした証拠は、現時点ではありません。**

生まれつき身長が高い人、低い人がいるように、脊柱管の広さも生まれつき広い人、狭い人がいることが知られています。当然、狭い人のほうが、脊柱管狭窄症にかかる確率は高まります。

脊柱管の広さが生まれつき狭い人を、医学的には「発育性脊柱管狭窄」と言います。発育性脊柱管狭窄の方で、何か所も腰椎に狭窄している部分がある方もおられます。現時点では、遺伝的な要因は明らかにされていません。

○脊柱管狭窄症と間違えられやすい「閉塞性動脈硬化症」

脊柱管狭窄症と間違えられやすい病気の1つに、「閉塞性動脈硬化症（ASO）」があります。

脊柱管狭窄症と同じく、歩くと太ももからふくらはぎにかけて痛み・しびれが表れるのが特徴です。

しかし、その原因は大きく異なります。

閉塞性動脈硬化症は、動脈硬化によって足の血管が狭くなることで発症します。足に負担がかかると血液が行き渡らなくなり、痛み・しびれが表れるのです。

脊柱管狭窄症と閉塞性動脈硬化症を**見分けるポイントは、閉塞性動脈硬化症は、立っているときは足の痛み・しびれが出ない**ことです。立っているだけなら、足の血管にそれほど負担はかからないからです。

一方、脊柱管狭窄症は、立っているだけでも神経が圧迫され、痛み・しびれが表れることが多くあります。

立っている状態で、痛み・しびれがきつくなるかどうか。それでどちらの病気なのか、ある程度、推測することができます。

確実に見分けたいときは、足関節上腕血圧比検査（ＡＢＩ検査）を行ないます。両腕、両足首の４か所に血圧計を巻き、同時に血圧を測定する検査です。動脈硬化がどの程度、進行しているかを測ることができます。

閉塞性動脈硬化症を引き起こすのは、高血圧、喫煙、不健康な食事、運動不足、糖尿病、高コレステロールなどです。食生活をはじめ、ふだんの生活習慣が大きく影響します。

閉塞性動脈硬化症と診断された方や、疑いがある方は、生活習慣を見直すようにしてください。**ひどくなると足が壊死して、切断しなくてはいけないケースもあるので注意が必要**です。

◯ 治療法を選ぶ際に大切なこと

インターネットや広告で、「脊柱管狭窄症が治る」といった宣伝文句とともに、高額な治療や商品が紹介されているのを目にすることがあります。**中**

には保険適用外（**自費診療**）**の治療が含まれる場合もあり、慎重に考えることが大切**です。

たとえば、「海外で行なわれている最新の治療法」などと宣伝され、高額な費用がかかる治療法があります。一部の治療では、特殊な技術や薬剤を使用して患部の状態を改善したりするとされていますが、1回の治療費が数十万円から数百万円に達することもあります。

こうした治療法について、現時点で科学的に効果が十分に証明されているわけではないものも少なくありません。また、**効果が見られないだけでなく、思わぬ副作用に見舞われるリスクも**考えられます。

もちろん、こうした治療法を一概に否定するわけではありません。が、費用が高額になる以上、その効果や安全性について慎重に検討することが大事です。とくに科学的根拠については、一般の方が正確な情報を入手することは難しい場合もありますので、試してみたいと考える場合は、事前に専門医に相談することをおすすめします。

ただし、専門医は忙しい診療の中では十分な時間を割いて説明できない場合もあるため、もし質問される場合には、事前に治療内容や費用についての情報を整理し、具体的な質問を用意しておくことをおすすめします。

治療を選ぶ際には、費用、効果、安全性を慎重に検討し、納得できる選択を心がけてください。

○高額商品には要注意

また、サプリメント、健康食品、マットレス、磁気ネックレス、温熱治療器といった商品。これらの中にも、科学的に有効性が十分に証明されていないものもあり、それにもかかわらず驚くような高額で販売されているケースがあります。

もちろん、サプリメントや健康食品がすべて無意味だというわけではありません。中には、体調改善に役立つものも存在します。ただし、高額な商品を購入する際には、その**効果が科学的に裏づけられているか、そして価格に見合う価値があるかを慎重に考えることが大切**です。「奇跡が起きる」「人生が変わる」などの誇張された表現や、「いますぐ購入」「残りあとわずか」といったあおり文句、「これで完治した」という体験談には注意が必要です。これらは購入を急かすための手法である場合もあり、冷静な判断を妨げます。

もしどうしても試してみたい場合は、こちらも購入前に、担当の専門医に相談することをおすすめします。医師は科学的根拠に基づいてアドバイスをしてくれるため、値段相応のものかを判断する手助けになります。

保険外診療にせよ商品にせよ、焦らず冷静に考え、十分な情報に基づいて選択することで、後悔のない結果につながるでしょう。その際には、費用、効果、安全性のバランスを冷静に見極めることが大切です。「焦らず、じっくり考える」ことが、後悔しない治療選択につながります。

あなたの大切な人が脊柱管狭窄症になってしまったら

脊柱管狭窄症は、なかなか人には理解されにくい病気です。外傷のように目に見えるわけではなく、がんのように命に直結するわけでもありません。痛み・しびれも、数値で出てくるものではありません。本人にしかわからないのです。

とくにしびれは、健康な人にはイメージしにくい症状です。そのため、しびれが出て歩くのがつらい人に、「もっと早く歩いてよ」などと急かしてしまうことも起こりがちです。

脊柱管狭窄症の患者さんの中には、孤独な闘いを強いられている方もいらっしゃいます。だからこそ、ご家族の理解とサポートが欠かせません。大切な家族が脊柱管狭窄症になったら、どのようなことをわかってあげたり、サポートできると助かるのでしょうか。7つ、お伝えします。

○ 患者さんが感謝したくなる7つのこと

●① 病気への理解

まず、本を読む、インターネットで調べる、市民講座に参加するなどして、病気への理解を深めることです。

脊柱管狭窄症がどんな病気なのかがわかってくると、患者さんの気持ちもよくわかってきます。

ともに学び、ともに乗り越えるという気持ちで、患者さんに寄り添ってあげてください。

●② 日常生活のサポート

重いものを代わりに持つ、移動するときに手をつなぐなど、ちょっとしたことでかまいません。日常生活での負担を軽くするサポートをしてあげてください。

痛み・しびれが出ると、患者さんは前かがみになります。そのとき、**ちょっと体を支えてあげるだけでも、患者さんにとってはありがたい**手助けになります。

●③　安全な環境を整える

脊柱管狭窄症の患者さんにとって、家の中は意外と危険が多いものです。**転倒するリスクを、できるだけ減らす**ようにしてください。

たとえば、敷居などの段差にスロープをつける、階段、玄関、浴室、トイレなどに手すりを取りつける、浴室にマットを敷いて滑りにくくする。廊下や部屋が散らかっていれば、整理して床面がきれいに見えるようにするなど、ほんの少しの工夫で安全性がぐんと高まります。

●④　通院のサポート

症状がきつくなると、病院へ行くだけでも大変です。病院から足が遠のいてしまい、治療が遅れてしまう可能性もあります。

そんなときは、可能であればご家族の方が付き添ってあげてください。患者さんも安心して通院することができるでしょう。

また、高齢の患者さんの場合、自分の病状について正確に説明することができず、医師からの説明もよく理解できない場合があります。その場合も、ご家族の方が付き添っていると安心です。

●⑤ 心理的なサポート

脊柱管狭窄症の患者さんは、「このまま歩けなくなるのではないか」「本当によくなるのか」といった不安を抱えがちです。家に引きこもりがちになり、孤独感にさいなまれることもあります。

ひどくなれば、うつ状態へ進行してしまう可能性もあります。

そうならないように、患者さんの声に耳を傾け、前向きな言葉をかけてあげてください。「必ずよくなる」「一緒に頑張ろう」ということを伝えてあげてください。

⑥ 運動のサポート

ウォーキングなどの運動を、できれば一緒に行なってください。患者さんのモチベーションも上がりますし、誰かが付き添っていたほうが安全面でも安心です。

一緒にやることで健康増進、病気の予防にもつながります。

⑦ 患者さんの自主性を尊重する

ここまでお伝えしてきたことを否定するわけではありませんが、サポートしすぎないことも大事です。

近所へ行くのにも車に乗せてあげる、家事をさせずに座っていてもらう。

それでは、患者さんの体力は落ちる一方です。**自分でできることは、できるだけ自分でやってもらうようにしましょう。**

また、「運動しなさい」「病院へ行きなさい」のように指図するように言うと、患者さんはつい反発したくなるものです。

患者さんを見守るようなスタンスで、ちょうどいい距離感を保つようにしてください。

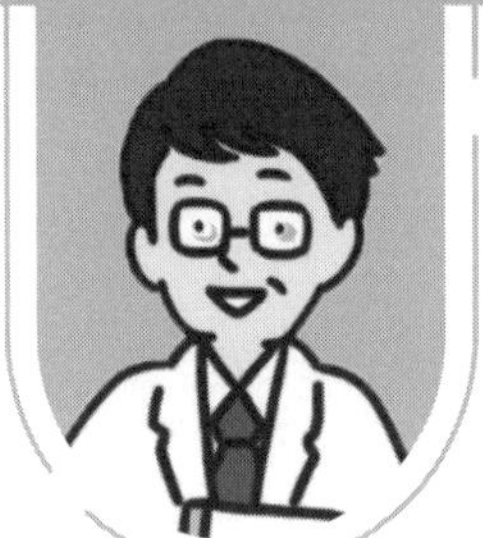

おわりに

小さいころの私は、しょっちゅうケガをしていました。とくにひどかったのは、小学校1年生のときのこと。自宅の階段を踏み外して転落し、右手首を骨折してしまったのです。

すぐに救急車で病院へと運ばれました。先生は患部をレントゲン透視下で整復し、ギプスで固定しました。涙が出るほど痛かったのを、いまでもよく覚えています。

その後、外来に何度か通っているうちに、先生の人柄に惹かれるようになりました。いつもニコニコ笑っている、とても優しい穏やかな方でした。
「僕もいつかこんなお医者さんになりたい」
そう思うようになった私は、医学の道を志すようになりました。

大学で医学部に入った私は、脳神経外科を専門に選びました。脳の疾患を治療する専門家になりたいと思っていたからです。しかし、学びを深める中で、脊柱管狭窄症などの脊椎の病気も脳神経外科の重要な分野であることに気づきました。さらに、世の中に脊椎疾患の患者さんが想像以上に多いことを知り、その治療の重要性を実感しました。

指導医の先生が行なう脊椎手術を間近で見て、つらい痛みやしびれから解放された患者さんが笑顔で退院していく姿に感銘を受けました。このときの経験がきっかけで、私は脳神経外科医として脊椎疾患の治療に携わることを決意したのです。

私は脳だけでなく脊椎の手術を専門とする脳神経外科医として、これまで多くの患者さんの治療に携わってきました。たとえば、脊柱管狭窄症や首・腰の椎間板ヘルニア、脳卒中、脳腫瘍、頭のケガなどの手術を行なってきました。さらに、手術だけでなく、頭痛やめまい、しびれ、てんかんなどの症状に対して薬を使った治療をしたり、首や腰の痛みをやわらげるためのブロック注射を行なったりもしてきました。

とくに脊椎外科の分野では、これまでに1000例を超える手術を担当し、その中でも内視鏡を使った手術を得意としています。こうした経験をもとに、脳や脊椎の病気で困っている方や、不安を抱えている方のお力になりたいという思いから、2023年に大阪市東淀川区で「よしむら脳神経・脊椎外科クリニック」を開院しました。

日本人の平均寿命（2023年）は、男性が81・09歳、女性が87・14歳と、ますます伸びています。高齢化が進む中、健康で幸せな老後を生きるには、次の3点が大事だと私は考えています。

① 痛みがないこと
② 自分の足で歩けること
③ 自分の頭で考えられること

脊柱管狭窄症は、つらい痛みが出て、ひどくなれば自分の足で歩けなくなる可能性があります。足腰が弱ってうつ状態や認知症になれば、自分の頭で考えられなくなる危険性もある病気です。

先ほどの3点は、すべてに関わってくることなのです。

ですが、本書に書かれていることを実践していただければ、そんな思いをしなくてよくなるかもしれません。

以前、私のクリニックで手術を受け、痛みがなくなったある患者さんが、こんなことをおっしゃっていました。

「先生のところに来るまでは、毎日、痛みに苦しんでいました。そのときのことを、いまでも夢に見るんです。目が覚めて、『ああ、もう痛みはなくなったんだ』と気づく。そのとき、とても幸せな気持ちになります」

いま、痛み・しびれに悩んでいるみなさんにも、この患者さんのような気持ちを味わってほしいと思います。

本書が、そのための一助になることを、心より願っています。

2025年2月

よしむら脳神経・脊椎外科クリニック院長

芳村憲泰

[著者プロフィール]

芳村憲泰(よしむら・かずひろ)

日本脊椎脊髄病学会脊椎脊髄外科専門医。日本脊髄外科学会認定医・指導医。日本脳神経外科学会専門医・指導医。

1994年、灘高等学校を卒業後、大阪市立大学医学部に入学。卒業した2001年より、大阪大学医学部付属病院、大阪府立成人病センター、医誠会病院、行岡病院などに勤務。2013年からは大阪脳神経外科病院に勤務し、脳脊髄外科部長を経て、2023年に大阪市東淀川区に「よしむら脳神経・脊椎外科クリニック」を開院した。

もともと専門分野に脳神経外科を選ぶも、キャリアを重ねていく中で脊椎の病気について深い学びを得て、現在は、脳神経外科専門医であり、かつ、脊椎外科を専門としている。脊椎外科では1000件を超える手術経験があり、内視鏡手術を得意としている。

「ひとりでも多くの方の痛みやしびれを治し、不安を取り除く」をモットーにした治療で、全国から診察希望者が押し寄せている。

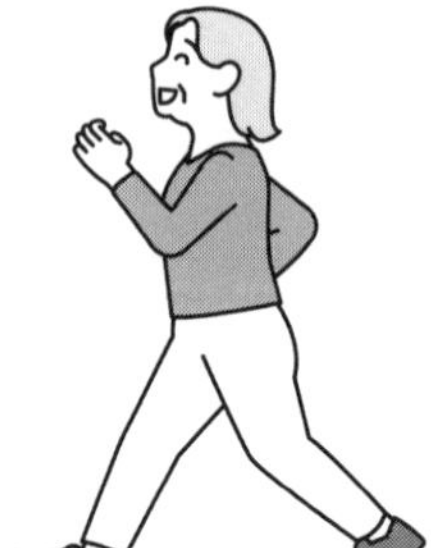

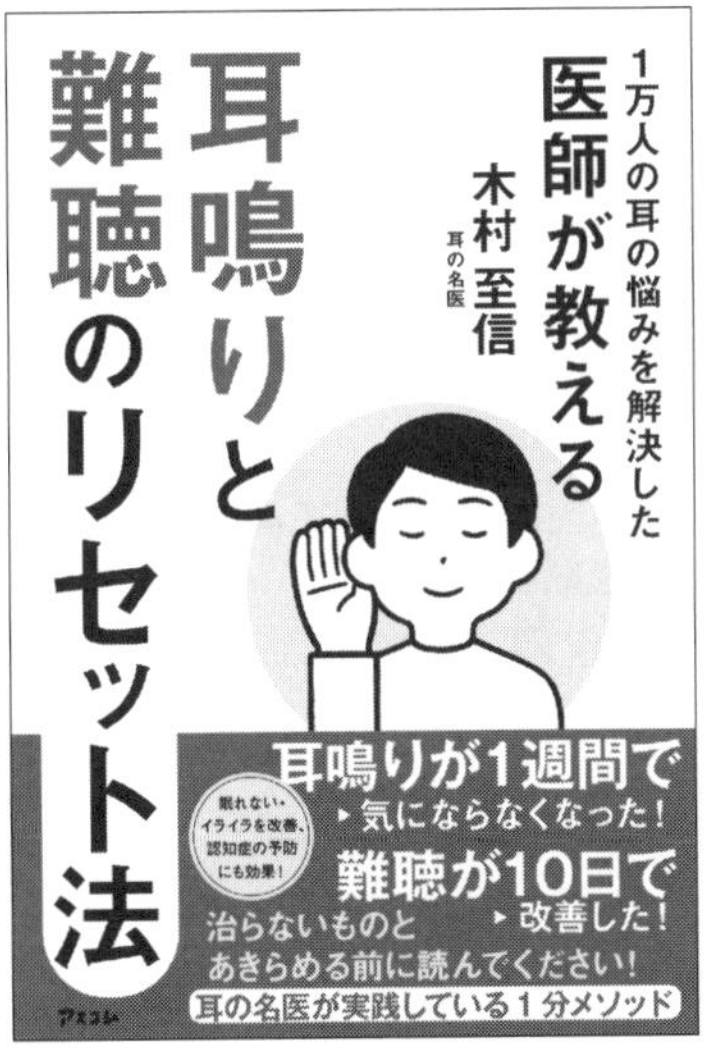

ベストセラー!
13万部
突破!

1万人の耳の悩みを解決した
医師が教える 耳鳴りと難聴の リセット法

耳の名医
木村至信

四六判 定価1,540円
(本体1,400円+税10%)

治らないものと あきらめる前に読んでください!

◎「歳だからしかたない」という医師の言葉はウソ
◎「デンオン性難聴」は改善しやすい!
◎ イヤホンが耳の「空ぶかし」をしている

耳の名医が実践している1分メソッド

お求めは書店で。お近くにない場合は、ブックサービス ☎0120-29-9625までご注文ください。
アスコム公式サイト http://www.ascom-inc.jp/ からも、お求めになれます。

脊柱管狭窄症の
痛み・しびれリセット法

発行日　2025年 4月14日　第1刷
発行日　2025年 6月18日　第4刷

著者　芳村憲泰

本書プロジェクトチーム
編集統括　柿内尚文
編集担当　大住兼正
編集協力　石井晶穂、天野由衣子（コサエルワーク）
デザイン　沢田幸平（happeace）
イラスト　早瀬あやき
DTP・図版制作　中日本企画舎株式会社
校正　東京出版サービスセンター

営業統括　丸山敏生
営業推進　増尾友裕、綱脇愛、桐山敦子、寺内未来子
販売促進　池田孝一郎、石井耕平、熊切絵理、菊山清佳、山口瑞穂、相澤いづみ、吉村寿美子、矢橋寛子、遠藤真知子、森田真紀、氏家和佳子
プロモーション　山田美恵、川上留依、鈴木あい

編集　小林英史、栗田亘、村上芳子、菊地貴広、福田麻衣、小澤由利子、宮崎由唯
メディア開発　池田剛、中山景、中村悟志、長野太介、入江翔子、志摩晃司
管理部　早坂裕子、生越こずえ、本間美咲
発行人　坂下毅

発行所　株式会社アスコム

〒105-0003
東京都港区西新橋2-23-1　3東洋海事ビル
TEL：03-5425-6625

印刷・製本　日経印刷株式会社

Printed in Japan ISBN 978-4-7762-1386-4